Couple

les clefs pour le réussir

ISBN : 978-2-8132-2530-6

www.editions-tredaniel.com
info@guytredaniel.fr
www.facebook.com/editions.tredaniel
@editions_guy_tredaniel

Jacob Azeroual

Couple

les clefs pour le réussir

Guy Trédaniel éditeur
19, rue Saint-Séverin
75005 Paris

Si tu m'apprivoises, nous aurons besoin l'un de l'autre.
Tu seras pour moi unique au monde.
Je serai pour toi unique au monde.

— Antoine de Saint-Exupéry
Le Petit Prince

À Chaplin, pour son humanité et sa sensibilité. Son message : surfer avec la vie pour faire des difficultés des épreuves, et non des obstacles.

Lettre à Élie Wiesel

Lors d'une conférence que vous donniez, connaissant l'organisateur, je me suis débrouillé pour faire partie du comité d'accueil. À votre arrivée, je vous ai salué avec: « Comment allez-vous cher Maître ? » Vous m'avez répliqué : « Mais je ne vous ai rien enseigné pour me nommer "maître" ? » Je vous ai alors répondu que le Talmud nous oblige à traiter de « maître » même une personne de qui nous avons appris une seule chose. « Et qu'avez-vous appris de moi ? » m'avez-vous demandé. Je vous ai alors raconté ma toute première rencontre avec vous : vous étiez plusieurs intervenants, tous d'éminents penseurs, et vous avez pris la parole en dernier. Il se faisait tard, la salle était comble, et le public fatigué. Vous avez commencé ainsi : « Je vois que vous êtes épuisés. Est-ce que vous préférez un cours ou une histoire ? » À l'unanimité, la réponse en chœur fut : « Une histoire ! » Et avec votre voix douce et mélodieuse qu'on vous connaît bien, vous nous avez raconté une histoire. C'est probablement de vous que je tiens cette manie de raconter des histoires chaque fois que je veux expliciter une idée.

Merci, cher maître.

Que votre âme repose en paix, près du Trône céleste.

À Tonton Ana, qui m'a transmis la joie de vivre.

À Tata Ada, qui n'a jamais prononcé de médisance.

À Tata Sarah, pour son courage d'avoir su,
alors qu'elle était veuve prématurément,
élever seule une famille nombreuse.

À mes grands-parents, qui ne se sont jamais quittés.
Pour l'amour et la tendresse qu'ils nous ont donnés.

Pour ma chère petite maman, dont la devise était :
« Tout pour les autres. »

Pour elle, et ne La gênez pas.
Pour Nadav Vaavihou.

Sommaire

Avant-propos

Cela fait de nombreuses années que j'exerce en tant que psychothérapeute. Mon activité consiste, pour l'essentiel, à accompagner des couples en détresse.

Une majorité de ces couples a ainsi pu être sauvée, et leurs vies transformées, parce qu'ils ont pris conscience de la cause réelle de leurs problèmes. En acceptant de remettre en question certaines habitudes, en changeant de point de vue ou de regard sur l'autre, ces couples parvenaient bien souvent à désamorcer le conflit qui les mettait en danger.

Cela m'a ainsi conduit à réfléchir à cette entité que constitue le Couple et aux valeurs qui lui permettent de se construire, d'évoluer, de durer.

Il est plus facile de détruire que de construire, plus facile de rompre que de souder. Apprendre à se relier, à se rapprocher de l'autre demande, en revanche, de l'énergie, de la patience, de la créativité, de l'humour, de l'abnégation de soi. Mais dans cet apprentissage réside un véritable trésor.

Cet ouvrage est là pour vous y aider. Il s'articule en trois parties :

- la première aborde des concepts généraux sur le couple et la particularité de notre époque qui, tout comme ce qui concerne l'éducation, rend la stabilité de la famille plus vulnérable ;
- la deuxième repère les difficultés et les pièges à éviter, notamment celui du « Je » qui tue le « Nous » ;
- enfin, la troisième comporte des conseils pour construire, reconstruire, réparer ou simplement améliorer sa relation.

Ne penser qu'à son « Je » finit par tuer le « Nous ». Comment alors passer de « Je tue Nous » à « Je, Tu, Nous » ? Car c'est cela réussir son couple : arriver à construire le « Nous », réfléchir de manière globale dans l'intérêt des deux partenaires, et cesser de rechercher exclusivement son intérêt personnel.

Il peut arriver que les conseils paraissent dispensés plus particulièrement pour l'homme ou pour la femme, mais en réalité, ils sont valables pour l'un ET pour l'autre.

Se poser la question « Comment faire pour réussir mon couple ? » ou « Comment tout mettre en œuvre pour le préserver, voire le sauver ? » met dans une disposition positive et confère l'énergie nécessaire pour faire de ce désir de construction une réalité.

Le chemin est long, parfois escarpé, mais, comme les épreuves de la vie, le but est de nous faire grandir ! Gardez patience, et surtout ne lâchez pas la main de l'être aimé.

♡ Préface de The Kooples

Très chers lectrices et lecteurs,

*Quand on recherche le mot «*couple*» sur Wikipédia, on nous apprend qu'«il ne se dit jamais pour des choses qui vont nécessairement ensemble» comme des gants, des souliers… Un couple n'est donc pas composé d'identités parfaitement semblables.*

Le couple serait ainsi la magnifique histoire de deux personnes, totalement différentes, poussées par amour à ne former qu'un tout.

Écrit comme ça, c'est beau; dans la réalité, c'est une aventure risquée et exigeante.

Se dire «je t'aime» au bout de quelques semaines (sous le porche d'un immeuble à l'abri d'une pluie diluvienne, le cœur battant et le regard ténébreux) ne veut certainement pas dire grand-chose… Faire cette même déclaration au bout de cinquante ans de vie commune (un matin, dans la salle de bains, vos têtes enfarinées et plus forcément à votre avantage) prend tout son sens.

Le livre du docteur Jacob Azeroual est le guide indispensable pour réussir l'extraordinaire aventure d'être à deux.

Au prix d'un certain nombre de concessions (« On déjeunera autant chez ta mère que chez la mienne », « Je ne laisserai pas mes poils de barbe dans le lavabo », « Tu me diras tous les jours que je suis le meilleur », « Je te dirai tous les jours que tu es la plus belle »...), chacun trouvera dans le couple une formidable occasion de travailler sur ses traits de caractère et ses comportements innés.

Dans votre voiture, dans votre sac ou votre boîte à pharmacie, gardez ce livre comme un antidote qui vous permettra de vaincre, aux différentes étapes de votre vie, le poison de vos divergences (qui ne volent souvent pas très haut).

Influencés par l'image rock'n'roll de couples mythiques comme Serge Gainsbourg et Jane Birkin, Mick Jagger et Marianne Faithfull, nous avons créé la maison The Kooples...

Mais, vous l'aurez compris, au-delà du style incroyable que l'on peut dégager à deux, la mission de nos tourtereaux sera de construire des liens forts et de rester unis pour la vie.

Alexandre, Elicha,
The Kooples

I

LE COUPLE : FORT MINABLE OU FORMIDABLE ?

– Ma femme et moi, nous avons eu trente ans de bonheur !
– Et après ?
– Et après… On s'est rencontrés !
☺

1 Finalité du couple

Lorsque vous marchez sur le sable, vos pieds laissent des empreintes qui reflètent leur forme. Comme le moule d'un visage reflète les traits de la personne, la confrontation à l'autre permet de mieux connaître sa personnalité, ses qualités et ses défauts. La découverte et la construction de soi se font par notre relation aux autres, à l'autre.

Toute mise en présence de deux personnes, quel que soit leur degré de proximité, constitue une relation. Étant entendu que la relation ultime est le lien qui unit deux êtres au sein d'un couple.

En vivant seul ou isolé, on ne peut pas prendre conscience de sa personnalité, qui n'est révélée que dans le champ de la relation à l'autre, et tout particulièrement au sein de la relation intime du couple.

Le (ou la) partenaire sert de *révélateur*.

«Je pense définitivement, dit le comédien Yvan Attal, qu'un couple n'est que l'association de deux individualités. Que l'on est sans cesse dans la remise en question, dans les mises à l'épreuve. Et cela nous aide à nous questionner

sur nous-mêmes. Est-ce que je suis heureux ? Qu'est-ce que j'ai fait depuis vingt ans ? Où en serai-je dans dix ans ? »

La crise dans un couple est le moment ultime qui permet à chacun de prendre conscience de ses défauts. Son intérêt est, à la condition d'être humble, d'aborder sereinement ses handicaps afin de les réparer autant que possible.

Naturellement, si l'on est orgueilleux, emprisonné par son narcissisme et son ego surdimensionné, on cantonnera le problème ou on le déplacera ailleurs. On peut, par exemple, projeter sur son/sa partenaire la cause de ses échecs et de ses handicaps, et le/la rendre responsable de ses infériorités. Les règles régissant le couple restent valables pour toute relation, mais à des degrés moindres.

L'idéal est d'être soi-même un adulte face à une personne qui sait ce qu'elle veut. La situation la plus difficile se trouve lorsque les deux sont incertains, immatures et irresponsables. La conception du couple a pour finalité l'épanouissement et l'augmentation de la force de chacun des deux partenaires, et non le contraire, ainsi que la réalisation de leurs entités propres et de leur chemin personnel. C'est une vérité qui paraît évidente, mais il serait bon de se la rappeler régulièrement. Les choses les plus simples sont celles que l'on oublie et, paradoxalement, les plus difficiles à appliquer.

Un couple peut être dit « réussi » si chacun des deux devient plus beau et plus fort.

Ainsi, cette femme qui répond lors d'une interview : « Plus on me fait la cour, plus j'aime mon mari. Si on me fait la cour, c'est qu'on me trouve belle ; et si je suis belle, c'est parce que mon mari m'aime. »

Cependant, toutes les femmes et tous les hommes ne raisonnent pas ainsi. Certains, au lieu de ressentir

et manifester une reconnaissance, se comportent de manière ingrate, en considérant cela comme de la faiblesse, et en profitent pour aller voir « si l'herbe est plus verte ailleurs », alors même que c'est grâce à leur partenaire qu'ils ont gravi les échelons de la réussite et sont devenus plus *beaux*.

2 Comprendre le couple

L'intérêt de comprendre son passé

Votre histoire vous est propre et appropriée. Elle a sa raison d'être. Elle vous convient quand bien même, à vos yeux, elle n'est pas *belle*. C'est celle qu'il vous faut pour faire de vous l'être que vous devez devenir. C'est le meilleur livre de sagesse qui soit.

Dans l'excellent film L'Étrange Histoire de Benjamin Button, *Daisy devient danseuse étoile et se fourvoie dans le milieu de la danse, notamment avec des relations sexuelles « débridées » qui finalement l'écartent de son véritable chemin, et auraient pu dénaturer définitivement sa personnalité. Jusqu'au jour où elle se fait renverser – le scénario explique d'ailleurs combien de détails ont été nécessaires pour rendre cet accident possible – et, blessée au genou, elle est forcée de laisser tomber sa brillante carrière. Son amour de jeunesse (Benjamin Button), en apprenant la nouvelle, lui rend visite à l'hôpital. Et, de même qu'elle a su l'aimer alors qu'il était « laid » et « vieux » (il est né avec une maladie congénitale qui inverse le temps et qui fait débuter la vie par la vieillesse « pour la faire se terminer » par la jeunesse*

et l'enfance), lui aussi l'aime malgré ses blessures et son visage défiguré. Ils se retrouvent, et s'aiment d'un amour passionnel qui n'aurait pas eu lieu sans cet accident.

Notre vie n'est ni belle ni moche, elle est ce qu'elle est. La difficulté, au-delà d'assumer les épreuves, est surtout de savoir les lire – les décoder – et d'en tirer profit.

Les événements que l'on vit ne sont pas fortuits ou les simples fruits du hasard. Qu'ils soient heureux ou malheureux, ils peuvent servir de jalons et d'indicateurs quant au chemin à suivre. Ce sont des supports de réflexion qui servent à grandir et évoluer. Lorsqu'une porte est fermée, cela peut signifier que ce n'est pas celle que je dois ouvrir. Même si, parfois, on attend de moi que j'essaye de l'ouvrir et fasse preuve de persévérance. Il s'agit de ne pas confondre persévérance et obstination !

Pour construire sa vie future, il est nécessaire de faire le ménage dans son passé. Comprendre son passé ne va pas réécrire l'histoire. Cela permet de prendre du recul afin de ne pas reproduire certains événements ou comportements parentaux. L'intérêt de se pencher sur son histoire n'est pas de s'y complaire en revivant des événements douloureux, ou bien de « démonter » son père et sa mère, ou encore de trouver des boucs émissaires à ses échecs. Remettre chaque chose et chaque personne à sa juste place permet de s'affranchir de certains sentiments de culpabilité que nous risquons de charrier derrière nous.

Le rêve d'une patiente, rapporté en début de sa thérapie symbolise bien cette démarche. Elle se trouve dans une maison, apparemment la sienne, des cartons de déménagement sont amassés sur le sol devant elle, mais elle ne peut pas quitter cet appartement sans ouvrir auparavant chacun des cartons,

et essortir tout ce qu'il y a dedans : les photos souvenirs, les cahiers de classe, les poupées, etc. L'interprétation que j'en ai proposée est la suivante : elle ne peut déménager, donc avancer, changer de peau et d'histoire (la maison étant comme une deuxième peau), que si elle ouvre les « cartons » auparavant. C'est-à-dire, à la condition de faire le ménage dans ses souvenirs enfouis au fond de sa mémoire, refoulés car trop encombrants. Elle arrivait à un carrefour de sa vie où, pour avancer, il devenait nécessaire et incontournable de consolider d'abord sa « base ».

Comprendre donne la possibilité de mieux (s')accepter et de passer du stade de la culpabilité, quand elle se manifeste, à celui de la responsabilité. La meilleure manière de « posséder » son passé, c'est de le digérer. Sans cela, vous risquez de reproduire certains comportements, de vous faire rattraper par lui. Il est donc essentiel de prendre conscience de ce qui est bon et de ce qui est mauvais. Tout n'est pas bon, et tout n'est pas mauvais. Il faut juste faire un tri. Pour se réconcilier avec soi-même, il faut se réconcilier avec son passé.

♥ L'intérêt de comprendre, en général

Parfois, l'inconfort de vie est lié à une vision déformée, ou à un mode d'emploi erroné de soi et de la vie. C'est ce que j'appelle une « erreur conceptuelle ». Il s'agit alors de se resituer dans le monde et de replacer les personnes et les choses à leurs justes place et importance.

Par exemple : au lycée, on nous parlait de *devoirs*, de faire ses devoirs. Ce simple terme rendait les exercices difficiles, alors que c'est un plaisir d'apprendre, d'acquérir des connaissances, d'avoir la fierté du travail bien fait !

Une patiente ayant assisté à la rentrée des classes de ses neveux qui habitent à l'étranger me rapportait : « Là-bas,

à la rentrée des classes, il y a de la musique et une distribution de boissons et de bonbons. Les enfants dansent, les mamans dansent, les enseignants dansent. Ici (en France), les enfants pleurent, les mamans pleurent, les enseignants angoissent et stressent ! » C'est ce que j'appelle une « erreur conceptuelle ». *Pourquoi le premier jour d'école serait-il un jour triste et non un jour heureux ? Puisqu'on y retrouve ses camarades ; les parents retrouvent leur « liberté » ; les professeurs retrouvent leurs collègues et leurs élèves et le plaisir d'enseigner !*

Autres exemples :

- Faire du sport est une astreinte. D'un autre côté, cela vous permet d'avoir un esprit sain dans un corps sain, vous débarrasse de vos énergies négatives et procure une décharge d'adrénaline qui vous embellit et vous déstresse !
- Le jeu télévisé *Le Juste Prix* consiste à montrer des articles dont le participant doit évaluer la valeur. Le gagnant est celui qui annonce le prix le plus proche du prix réel. Ce qui m'a impressionné, c'était de constater, lorsque j'ai essayé d'y jouer, à quel point je pouvais me tromper en surestimant ou en abaissant le prix. Quand on y réfléchit, tout le sens de la vie et l'origine de nombreux problèmes, c'est la question du « juste prix ». Avons-nous su qualifier ce qui était important et ce qui ne l'était pas, ce qui était prioritaire et ce qui était accessoire ou annexe ? Car c'est de cela dont va dépendre notre investissement ou notre indifférence, notre plaisir ou notre lassitude.

Voici une histoire que l'on raconte dans certaines écoles de commerce, notamment à l'EFAP[1] :

1. « L'École des nouveaux métiers de la communication » (anciennement École française des attachés de presse).

Un professeur de philosophie est debout face à sa classe, avec quelques accessoires devant lui. Au début du cours, il prend un pot vide et commence à le remplir avec des cailloux. Il demande alors aux étudiants si le pot est plein.
Ils répondent « oui » à l'unanimité. Le professeur prend alors du gravier qu'il verse dans le pot. Il secoue légèrement le pot afin que le gravier remplisse l'espace entre les cailloux. Il demande aux étudiants si le pot est plein.
De nouveau, ils répondent par l'affirmative.
Le professeur prend alors du sable qu'il verse pour combler les trous, et repose la question si le pot est plein.
Cette fois-ci, certains de leur réponse, les élèves lancent un « oui » très convaincu.
Le professeur prend alors deux tasses de café, dont il verse le contenu dans le pot.
Les élèves se mettent à rire, et le professeur se décide à leur expliquer l'objectif de ce jeu.
« Ce pot, leur dit-il, c'est votre vie. Les cailloux sont les choses importantes, votre famille, votre partenaire, votre santé, vos enfants. Le gravier représente les autres choses importantes comme votre travail, votre maison, votre voiture. Le sable correspond à tout le reste, les petites choses. Le souci est que, si vous mettez d'abord le sable dans votre pot, il ne restera plus de place pour les cailloux et pour le gravier !
C'est pareil pour votre vie : si vous consacrez votre temps et votre énergie aux choses secondaires, vous ne pourrez plus vous occuper des choses importantes ! Soyez attentifs à ce qui est essentiel à votre bonheur. Jouez avec vos enfants. Gâtez votre partenaire. Promenez-vous avec elle. Il restera toujours du temps pour travailler, faire le ménage, préparer à dîner et tout ranger. »
Un étudiant s'aventure alors à poser la question : « Et le café ? Qu'est-ce qu'il représente ? »

Et le professeur de répondre : « C'est pour montrer que, même si votre vie est bien remplie, il y a toujours de la place pour un café ou deux, à partager entre amis ! »

Ainsi, il est essentiel de définir ses priorités.

Pourquoi tous ces exemples ? Parce qu'une personne qui a compris l'importance du couple et de la famille va lui consacrer du temps et y prendre du plaisir. Alors que pour d'autres ce sera une corvée, une astreinte, une contrainte ; tout, sauf une partie de plaisir !

La clef du bonheur est dans la compréhension de la vie, à la condition que ce soit une attitude positive dans un but réparateur, un plaisir de construire ou reconstruire, et non une recherche obsessionnelle de la vérité pour la vérité, qui est une recherche sans fin et sans finalité.

L'intérêt d'être compris

L'intérêt d'être compris, c'est le besoin d'avoir un témoin de mon existence, de ce que je suis et de ce que je ne suis pas, un témoin de ma souffrance et de ma joie. J'ai besoin de savoir que, quelque part sur terre, il y a une personne qui me comprend et sur qui je peux compter. Être compris, c'est être soulagé du poids de sa souffrance, même si le problème reste inchangé. C'est être conseillé et réfléchir sur la bonne direction à suivre. C'est pouvoir se délivrer d'un secret qui nous pèse, d'une culpabilité qui nous empoisonne la conscience et nous empêche d'avancer. C'est lever le frein qui nous empêchait de vivre et de rire aux éclats. Ainsi, nous devenons bienveillants avec nous-mêmes et plus justes dans la part de responsabilité qui nous

incombe. Lorsque de Gaulle déclare aux Français le fameux «Je vous ai compris», au-delà d'une simple compréhension, c'est une sorte de déclaration d'amour qu'il leur fait. Parce que comprendre, c'est aimer. Un vieil adage disait: «Je suis capable de donner ma fortune à qui sait me comprendre.»

Comprendre le couple

«Comprendre» signifie, étymologiquement, «prendre ensemble», inclure l'autre dans la «solution», qu'il se sente impliqué. C'est lui donner le sentiment que je ne suis pas indifférent à ses soucis.

Pour comprendre l'autre, il est nécessaire de partager des activités communes et de consacrer du temps. Sans oublier que, même si je réussis à améliorer le temps passé ensemble, il faut un temps minimal incompressible. Il est important de créer un territoire commun – mais aussi un langage commun – sans lequel on ne peut pas parler de «relation».

«Pas de confidences sans confiance, et pas de confiance sans confidences.» Et la confiance est une question d'*a priori* positif ou négatif.

Un homme a suggéré à sa femme: «On ne dira plus "je" mais "nous" concernant notre couple, tout en continuant à exister individuellement.»

Il est d'autant plus facile de comprendre une personne lorsque l'on ressent avec elle une certaine *contiguïté*, un voisinage dans la culture, la génération, l'origine, la religion, les passions, etc. Mais, si le désir de comprendre l'autre est réel et authentique, on est dans l'empathie. On peut alors,

par simulation, deviner ce qu'ont pu être son histoire, sa douleur, son enfance, etc., quand bien même on est limité dans notre ressenti pour n'avoir pas réellement vécu son intimité. Par exemple : une personne qui a connu les camps de concentration, ou qui a été violée…, on peut tout au plus faire l'effort d'imaginer l'horreur de ce que cela a pu être, mais, devant une telle souffrance, on reste « limité ».

Comprendre, c'est parvenir à voir le monde avec les yeux de l'autre.

C'est être sur la même vibration que son/sa partenaire et ressentir ce qui lui fait de la peine comme ce qui lui procure de la joie.

Le fait même de comprendre le comportement d'une personne – sachant que comprendre ne signifie pas approuver – m'amène à la tolérer, à l'aimer et ainsi je peux lui faire changer d'attitude, si besoin, parce que je suis dans la bienveillance. Et la bienveillance est la meilleure énergie constructive qui soit !

3 Le choix du partenaire

La personne la plus belle est celle qui vous aime et sait vous aimer

Il faut prendre la peine de remarquer les qualités de votre compagne. Méfiez-vous des *a priori* et des apparences : un diamant de grande valeur, lorsqu'il est à l'état brut, peut avoir l'allure d'une simple pierre. C'est une question de regard.

« Ne changez pas le monde. Changez vos yeux[1] ! »

Un de mes patients était obsédé par une chose : séduire la femme de son copain. Par la suite, pendant près de deux mois, il ne m'en parlait plus. Je me suis alors aventuré à lui demander si la raison en était qu'il avait obtenu ce qu'il voulait. Il me répondit : « Non, pas du tout ! Je ne sais pas ce qui m'arrive mais, actuellement, je trouve ma femme sublime et géniale, et je n'éprouve plus le besoin d'aller voir ailleurs. »

1. Jacob Azeroual, *Le Dernier Royaume,* recueil de poésies édité sous forme de cartes postales.

Je lui demandai : « Elle a tellement changé ? A-t-elle fait un régime, changé de look ?

— Non ! me dit-il, c'est moi qui ai changé ma manière de la regarder. »

J'aime cette anecdote, parce qu'elle montre bien que l'important n'est pas ce que je vois, mais comment je le vois.

« Les hommes marchent naturellement ainsi : regardant le trottoir d'en face, guettant des beautés souvent moindres que celle marchant à leurs côtés[2] ! »

Mieux que tous les maquillages et les chirurgies plastiques, ce qui embellit le plus une femme, c'est de se sentir aimée et chérie. Dans la prélogie de *Star Wars*, Natalie Portman fait remarquer à Anakin qu'il la regarde bizarrement. Il lui explique que c'est parce qu'il la trouve belle. Elle répond : « Je suis belle parce que je suis amoureuse. » Et lui de la reprendre : « Non, tu es belle parce que je suis amoureux ! » Est-ce qu'elle est belle parce qu'amoureuse et que la dynamique d'amour l'embellit ? Ou est-ce parce qu'il l'aime et que son amour la rend belle ? Est-ce le fait d'aimer ou celui d'être aimé qui embellit ? Évidemment, les deux à la fois !

C'est ainsi, d'ailleurs, que l'on peut deviner si deux partenaires se conviennent l'un l'autre. Si la femme devient de plus en plus belle, plus épanouie, et que l'homme devient de plus en plus sûr de lui et ambitieux, c'est qu'*a priori* ils sont faits l'un pour l'autre. Ils ont un effet positif l'un sur l'autre.

C'est le cas d'une amie qui, en rencontrant l'homme de sa vie, est passée de fille *ordinaire* et simple à femme splendide. Elle a su se réaliser dans tous les domaines, au point de surprendre son entourage tant la transformation a été totale !

2. Id, *ibid.*

Qu'il s'agisse d'une pièce de théâtre ou d'un scénario de film, je suis plus volontiers attiré par les histoires qui se déroulent dans un contexte atypique, qui me permet de voir, même les choses les plus banales, sous un angle différent et intéressant. Lorsqu'un scénario est original, cela permet de comprendre certains concepts sous un angle nouveau.

Un peu comme le sujet de dissertation que nous avons eu dans les petites classes : « Décrivez les émotions et les impressions d'un Martien qui débarque sur Terre. » Alors, on ne peut raconter « il croise des voitures », car, pour lui, le mot « voiture » – ou, mieux encore, le concept « voiture » – ne signifie rien (c'est-à-dire qu'une caisse avec des roues et un moteur n'existe pas dans son monde, peut-être ne se déplacent-ils qu'à l'aide de véhicules volants, ou par principe de désintégration-réintégration moléculaire). Ainsi, on revisite notre univers avec des yeux nouveaux et on peut remarquer des choses, jusque-là *invisibles*.

Il nous arrive de penser que la beauté est ailleurs, tout comme de croire que le plaisir est forcément dans ce qui est défendu. Ou encore, de nous tromper en pensant que celle qui nous aime déjà est « moins belle » que celle que nous n'avons pas encore séduite, comme si le fait qu'elle soit « acquise » lui retirait de sa splendeur. C'est un peu comme dans le scénario d'un film pour ados où la fille dit à son ami : « Mais, moi, je t'aime. » Et celui-ci répond : « Oui, mais, toi, c'est de l'acquis, je n'ai pas besoin de te draguer. Il n'y a pas de séduction. » Ce raisonnement est digne d'un adolescent, mais pas d'un adulte ! La personne la plus belle est celle que vous aimez et que vous savez aimer ! Pour l'apprécier à sa juste valeur, une relation d'exclusivité est nécessaire.

Alors qu'il rendait hommage aux nouveaux mariés, Rav Salomon Senior expliquait le contenu des sept bénédictions prononcées lors d'un mariage rituel juif. Il a attiré l'attention sur l'une d'entre elles, qui semble *a priori* « bizarre ». Elle consiste à souhaiter aux mariés d'être comme Adam et Ève, dans le jardin d'Éden. En quoi ce vœu est-il une bénédiction ? L'explication qu'il en a donnée est de souhaiter à cet époux de voir sa femme comme si c'était la seule femme sur Terre, comme l'était Ève pour Adam. Et, pour la mariée, voir son mari comme s'il n'existait pas d'autre homme que lui. Autrement dit, voir son compagnon ou sa compagne comme un être unique et irremplaçable.

Ainsi, dans les critères du choix de votre partenaire, prenez en compte le fait que cette personne vous aime. Elle fera en sorte que vous vous sentiez unique, et vous accompagnera dans le long chemin de la vie pour faire de vous un être exceptionnel. La rencontre de deux personnes qui s'aiment vraiment n'est pas chose courante. Lorsque c'est le cas, il faut tout faire pour le préserver.

Éviter le « hors-sujet »

Il est plus aisé de vivre son propre destin, même quand il est difficile, que de vivre l'histoire d'un autre. Chacun ne réussit vraiment que dans le *lieu* qui lui correspond et qui est le sien. Si je joue de la batterie alors que je suis fait pour jouer du violon, je risque de ressentir des difficultés qui ne sont pas l'expression de la nécessité d'efforts à produire, mais l'expression d'une contradiction par rapport à la place que j'occupe et qui n'est pas la mienne.

Lorsque je nage à contre-courant, je suis épuisé, et cela ne sert à rien. Tandis que, dans le sens du courant, cela me demande aussi des efforts, mais avec au moins la satisfaction d'avancer.
Être hors-sujet sur un plan professionnel, c'est être comptable quand on est destiné à être créateur-designer, et *vice versa*.
Les difficultés signifient que vous vous êtes trompé, et non que vous n'êtes pas capable ! Tout comme si vous plantiez une vigne sur une terre et un climat qui ne lui correspondent pas ; elle ne poussera pas, ou alors elle ne donnera pas ses meilleurs fruits.
Il en est de même concernant le couple : vous n'êtes peut-être pas avec l'être qu'il vous faudrait, et c'est la cause de votre malaise. Cela signifie que vous êtes « hors-sujet », votre relation n'a pas de sens, voire il s'agit d'un contresens.
Devant un couple en souffrance, la question est de savoir s'il s'agit d'une difficulté *naturelle* ou de l'expression d'une *incompatibilité*. En effet, il ne faut pas confondre un passage difficile qui s'inscrit dans votre histoire, avec le symptôme d'une contradiction profonde dans votre couple.
Par difficultés naturelles, j'entends difficultés normales, inhérentes à toute histoire de couple. Il faut rester réaliste : même quand les deux partenaires sont faits l'un pour l'autre, la construction d'un couple exige des efforts. Mais c'est tout autant le cas pour devenir, par exemple, médecin : ce n'est pas parce que nous sommes faits pour cette profession que les efforts ne sont pas nécessaires. Pour certains, néanmoins, les difficultés reflètent une incohérence : ils ne sont pas faits pour être médecins, et cela ne présente aucun intérêt de s'entêter dans cette voie. Il est préférable de chercher ailleurs le métier qui leur conviendrait.

Aussi, devant un échec, il ne faut pas toujours avoir un sentiment d'injustice, mais y voir parfois un signe indiquant que ce n'est pas « pour vous ». Votre destin est ailleurs ! Lorsqu'une porte est fermée, cela signifie peut-être que c'est une autre porte qu'il faut chercher à ouvrir ! Un échec peut vous mettre sur la piste d'une réussite. Rassurez-vous, ce ne sont pas des histoires creuses pour autant : les échecs constituent souvent les marches d'une échelle qui vous élève vers la réussite !

Lorsque la comédienne Léa Seydoux n'est pas retenue pour un casting, elle le prend avec philosophie en disant : « C'est qu'on ne se correspond pas. » ; « Je me dis toujours que, si je ne suis pas prise, c'est parce que, tout simplement, ça ne colle pas. C'est comme quand on est amoureux. Quand ce n'est pas réciproque, il vaut mieux se faire une raison. »

La relation d'amour repose sur la compatibilité et l'alchimie. S'il s'agit d'une relation *hors-sujet*, le conflit sera difficilement dépassé et conduira à la rupture. Au sein d'un vrai couple, en revanche, avec de la patience, de la compassion, de l'humilité, de l'écoute, on peut reconstruire.

Il est cependant des cas où, certes, les deux souffrent et vivent une situation infernale, mais où l'on est pratiquement certain que séparés, cela risque d'être encore pire. Dans ces cas d'exception, il faut savoir préférer le mal au pire et, malgré tout, maintenir le couple en place !

Je me souviens de l'histoire d'un homme âgé de 94 ans, qui a consulté avec l'intention irrévocable de divorcer. Mais, s'il avait pris la peine de consulter, c'est qu'il avait des doutes quant à la bonne décision à prendre. Il consultait un spécialiste pour vérifier son choix. Pendant quasiment toute la durée de l'entretien, il m'a raconté comment sa femme le faisait

souffrir, l'humiliait, ne le considérait pas. Bref, à l'écouter, elle avait été créée pour être son anti-bonheur ! Je l'ai laissé déverser sa peine et son amertume sans intervenir et, quelques minutes avant de clôturer la séance, je l'ai interrompu en lui disant ma conclusion :

« Manifestement, vous avez beaucoup souffert, et je suis certain que si je vous laisse parler, des journées entières ne suffiront pas.

– Ah oui, docteur ! Vous ne pouvez pas savoir tout le mal qu'elle m'a fait, me dit-il en soupirant. »

J'ai alors demandé :

« Savez-vous pourquoi, à la fin d'un repas, nous prenons généralement un dessert ?

– Non ! me répondit-il, étonné par cette question, qui n'avait apparemment aucun lien avec notre discussion. »

Alors, je lui dis :

« Moi non plus, cependant, j'ai une idée… Le dessert est, en général, composé de fruits ou de gâteaux, forcément quelque chose de doux. Par exemple, certains restaurants offrent des bonbons au moment de régler la note. Le but, en mangeant du sucré, est de se lever de table avec un goût de douceur dans la bouche, plutôt qu'avec un goût amer que pourrait laisser un repas salé ! »

J'ai alors aperçu son regard de plus en plus perplexe…

Quel rapport entre le dessert et sa souffrance ? Il s'était déplacé de loin pour venir me confier ses problèmes, car il n'en pouvait plus, et il se retrouvait devant un psy qui lui parlait de gâteaux et de sucreries !

J'ai poursuivi en lui donnant un autre exemple :

« Supposez qu'un ami vous rende visite et que vous l'hébergiez pendant la durée de son séjour. Les premiers temps, vous vous en êtes bien occupé, vous avez veillé sur lui, vérifié qu'il ne manquait de rien, etc. Mais, le dernier jour, vous avez

perdu patience, et vous avez piqué une grosse crise de nerfs. Lorsque, rentré chez lui, on lui demandera comment s'est passé son séjour chez vous, la seule chose qu'il aura retenue, c'est votre colère. Et il dira probablement : "Vous ne pouvez pas imaginer comment il est nerveux !" »

À ce moment-là, il commença à entrevoir où je voulais en venir :

« Si je comprends bien, docteur, vous me déconseillez de divorcer ? »

Je lui répondis :

« Votre vie vous appartient, et c'est à vous de décider, mais si vous souhaitez un conseil, le voici. Si vous divorcez maintenant, ça ne sera pas forcément mieux, et la seule chose que retiendront vos enfants et petits-enfants, c'est : "Papy, il était fou !" Parce que c'est vrai que divorcer à 94 ans ne paraît pas raisonnable. D'un autre côté, jusque-là, il n'y a pas eu de divorce dans votre famille, et c'est tant mieux. Mais, si vous commencez, vous ouvrez une brèche, et ce sera plus facile pour le suivant. Soyons réalistes, je vous souhaite une longue vie, mais il ne vous reste que quelques années à vivre. Et, plutôt que de laisser une mauvaise impression de vous, vous devez, bien au contraire, vous bonifier et laisser une belle image, celle d'un homme digne, respectable et persévérant. »

Il n'a finalement pas divorcé ! Cependant, en renonçant à l'option du divorce, il a appris à composer, et c'était finalement un peu mieux, malgré tout.

« Le renoncement est le contraire du désespoir » : il aide à relativiser et à voir les choses autrement.

Il ne s'agit pas ici de dire qu'il faut se sacrifier, ravaler sa douleur, la refouler pour le bien des autres, mais comprendre que, dans certaines situations, il faut méditer son choix avant de se précipiter et risquer de prendre la mauvaise décision. Le mieux est de trouver la bonne solution ;

et, lorsqu'elle n'est pas possible, de choisir la moins mauvaise. Cette histoire en est le témoignage parfait.

Critères prioritaires : l'argent, le physique, le cœur ou la raison ?

Prétendre à une vie relativement confortable, et rechercher un partenaire qui gagne correctement sa vie semble légitime, car cela peut être un signe de sérieux. Cela signifie généralement que c'est un travailleur (sauf s'il gagne sa vie de manière malhonnête ou malsaine). En revanche, il peut être stupide de considérer la richesse comme un critère majeur de sélection. D'abord, parce que l'argent ne remplacera pas l'amour ni n'achètera le bonheur, mais aussi parce qu'il peut s'évaporer en un clin d'œil. Combien de filles ont épousé un homme riche, qui a perdu sa fortune après le mariage, ou pire, qui s'est révélé être un mythomane dont les châteaux étaient en carton ?

Il est préférable de choisir de vivre avec une personne *droite* qui vous respecte, vous fait rire et vous épanouit, à toutes les richesses du monde.
Attention, surtout, aux destructeurs : en cours de sciences naturelles, on nous avait appris que, si le désert est fait de sable, c'est à cause de l'alternance du climat (chaud le jour, et froid la nuit), qui réduit les pierres en sable. Aussi, faut-il se méfier des pervers qui alternent le chaud et le froid, les belles déclarations d'amour et les insultes humiliantes, les cadeaux et les coups. Ils risquent de vous faire imploser. Le pire est que vous culpabiliserez sur ce que vous avez fait de mal, en vous demandant : « Pourquoi lui qui est si *gentil* habituellement réagit aussi durement à mon égard ? »

Je regrette amèrement la disparition d'une amie que, pour des raisons éthiques, je ne pouvais prendre en thérapie, mais à qui j'avais vivement conseillé de quitter son compagnon qui était un destructeur. Il alternait : « Tu es la femme de ma vie, on va se marier et avoir des enfants ! » et « Tu n'es qu'une sale pute ! » À maintes reprises, je lui avais suggéré de « lever le pied », mais en vain… Il ne faut jamais marchander avec la méchanceté.

« Être avec un type mignon, c'est bien. Mais cela dure un temps. Il faut se demander qui se cache derrière, qui il est vraiment », rappelle l'ex Première dame des États-Unis, Michelle Obama ! C'est également valable pour les femmes.

Ce que l'on veut n'est pas forcément ce qu'il nous faut.

Comme le dit justement Karl Lagerfeld : « La beauté peut être ennuyeuse. Elle n'est pas sexy, et puis la vie n'est pas un concours de beauté… Chaque femme est différente, et il y a du beau en chacune d'elles. »

Lorsque deux personnes « fragiles » se rencontrent, elles ont le choix entre rester chacune dans leur univers, obnubilées par leurs peines. Dans ce cas, la douleur de l'une potentialisera celle de l'autre, et les deux souffriront. Ou alors, elles peuvent établir une *coalition* et un *contrat d'entraide* : chacune peut soutenir l'autre dans le domaine où elle est forte. L'autre, en retour, l'aide dans ses zones de défaillance.

Je me souviens d'un film d'Europe de l'Est que j'ai trouvé émouvant et intéressant, malgré une mauvaise réalisation. Il racontait l'histoire d'un homme de la campagne qui a rencontré, via les petites annonces, une femme avec laquelle il souhaitait partager sa vie.

Mais, lorsqu'il découvrit qu'elle lui avait menti sur son profil, il réagit durement avec elle. Jusqu'à ce qu'ils aient une discussion où il expliqua que sa méchanceté était due au fait qu'elle lui avait caché un certain nombre de détails. Elle le remit à sa place en lui faisant remarquer qu'il ne correspondait pas non plus à la description qu'il avait donnée de lui, il avait notamment menti sur son âge. Pour prétendre à une partenaire parfaite, encore faut-il, soi-même, être parfait ! Ils conclurent qu'ils devaient se séparer. Mais, *in extremis*, alors qu'elle repartait vers son pays d'origine, il la rattrapa et la persuada de rester : « Regarde, ici tu es loin de ta famille, et moi aussi je suis seul. Si tu veux, je serai ta famille et tu seras ma famille. » Elle accepta. Il lui prit la main, et ils rentrèrent ensemble à la maison, leur maison !

Est-ce la raison ou le cœur qui doit guider nos pas et conditionner nos choix ?

Il est certain que c'est le cœur qu'il faut privilégier. C'est probablement l'amour qui fait tourner la Terre autour du Soleil et la Lune autour de la Terre. Cependant, l'amour est difficilement viable s'il n'est constitué que de passion et qu'il ne repose pas sur la raison.

C'est l'amour qui doit nous animer mais, parfois, la raison nous conduit vers l'amour véritable, à condition d'être de bonne foi et de ne pas être parasité.

L'amour fait qu'il existe une période de bienveillance et de confiance favorable à l'émergence d'une vraie union. Mais c'est la connaissance véritable et la compréhension de l'autre qui font que l'on s'attache vraiment à lui, en découvrant des points communs, des points séduisants, et d'autres moins. Le véritable amour est la transcendance de la raison. Il est toujours préférable d'être conscient

des défauts, plutôt que d'aimer une image et être déçu en découvrant la « réalité ».

Le choix d'un conjoint qui ressemble à un parent

Parfois, on recherche (ou au contraire on fuit) un conjoint qui ressemble à notre père ou à notre mère. Évidemment, ce choix n'est pas forcément conscient. On recherche dans le conjoint ce que l'on n'a pas eu d'un parent ou, au contraire, le parent tant aimé et admiré.

Or, un conjoint n'est pas un « parent de substitution » !

Jérôme : « J'ai peur de ma femme exactement comme j'avais peur de ma mère quand j'étais petit et qu'elle me grondait. »

Denise, la femme de Stan : « Parce que je lui ai demandé de ranger ses affaires, il est entré dans une colère noire, disant que je n'allais pas faire comme sa mère qui l'obligeait à faire des choses dont il n'avait pas envie. Aujourd'hui, il est grand, et veut faire ce qu'il veut ; faire ce qui lui plaît, sans obligations. »

David : « J'ai choisi inconsciemment une femme qui ressemble à ma mère : ma mère est dépressive et a toujours pris des médicaments, et ça criait toujours à la maison. J'ai épousé une femme qui, elle aussi, a des problèmes psychologiques, qui prend un traitement chronique et qui crie tout le temps.

Pourtant, je ne supportais pas les cris quand j'étais petit, et je fuyais la maison à cause de ça. »

Les exemples ne manquent pas… Et il est injuste de régler ses comptes avec sa mère via sa femme qui sert d'intermédiaire ! Chacun doit être à sa place. Il ne faut pas se tromper de place ni de fonction (la nôtre ou celle que nous attribuons à notre conjoint).

C'est parfois une question d'alchimie

De même que le mélange de certains solvants donne leur pouvoir bienfaiteur à des traitements médicamenteux, il existe des poudres qui, lorsqu'elles sont mélangées à certains produits, donnent de la dynamite. Comme il existe des personnes qui nous poussent à bout et sortent de nous le pire, quand d'autres réussissent à révéler le meilleur de nous-mêmes : c'est l'alchimie positive ou l'alchimie négative qui peut rendre la séparation nécessaire, voire salvatrice.

L'anecdote type est celle d'un couple « stérile » que j'ai connu et qui, malgré des soins spécialisés, n'a pas réussi à avoir d'enfants. Problème qui s'est évidemment cumulé aux autres difficultés, ce qui a fait que la relation était particulièrement tendue, et le divorce devenait inéluctable. (Je précise, si besoin est, que je n'affirme pas qu'un couple sans enfant est forcément un couple stérile, non productif. Certes, avoir des enfants est important, mais il y a le reste, et c'est l'affaire de chacun, et une décision personnelle.)

Chacun des deux s'est remarié de son côté et a fondé une famille sereine avec une relation harmonieuse et idyllique. Aujourd'hui, chacun file le parfait amour et a de beaux enfants.

Ainsi, il apparaît que la rencontre de deux personnes est une véritable alchimie, parfois stérile et parfois productive.

Lorsque, jeune étudiant, j'ai eu besoin de remplacer une dent cassée à cause d'une chute, la dentiste, après les soins de préparation, a eu la mauvaise idée de me proposer de choisir la couleur de la dent. Naturellement (et vous en auriez fait de même probablement !), j'ai choisi la plus blanche d'entre elles, provoquant ainsi un éclat de rire de sa part. « Mais mon cher petit, se moqua-t-elle de moi, ça ne va pas du tout aller avec tes dents jaunes ! » Évidemment, j'ai répondu que je n'avais pas les dents jaunes. Pour me prouver le contraire,

elle prit la fameuse dent blanche que j'avais sélectionnée et la mit devant sa «future» place. Le décalage était flagrant ! Certes, mes dents ne sont pas jaunes, elles sont ivoire. Mais avec une dent très blanche, on remarque la différence.

Parfois, ce n'est pas un problème de qualités intrinsèques, mais celui d'une incohérence, d'une dysharmonie dans le couple. Tous les deux sont de *bonnes personnes*, mais ne vont pas ensemble. Elles ne sont pas compatibles ! Si, malgré tous les «efforts», le couple est vraiment impossible «à vivre», il faut savoir quitter avec courtoisie l'être que vous avez malgré tout aimé et avec qui vous avez partagé une partie de votre vie, même si, par la suite, il vous a déçu.
Comme le suggère Charles Aznavour dans une de ses chansons :
«Il faut savoir quitter la table lorsque l'amour est desservi [...] partir sans faire de bruit [...] et retenir les cris de haine.»
Vous ne correspondez tout simplement pas l'un à l'autre, cela ne signifie pas que vous n'êtes pas dignes d'amour... Il faudra juste que chacun trouve le *bon partenaire*.

Parfois, cependant, cela peut aussi signifier que vous avez manqué de sincérité et de savoir-faire. Car, même si deux êtres sont «faits» pour s'entendre, s'ils manquent de sincérité ou que leur relation est construite sur un rapport de force, le couple ne peut survivre.

Néanmoins, certaines histoires d'amour ne durent qu'un temps. Que répondre à ceux qui prétendent : «Qui cesse d'aimer n'a jamais aimé» ? Existe-t-il une durée en dessous de laquelle on ne peut pas parler d'*amour* ? Pas vraiment, à la condition que la fin soit «respectable».

J'ai reçu, en consultation, une femme âgée de 70 ans, une ancienne danseuse de ballet, d'une extrême élégance et encore belle. On pouvait imaginer aisément que, plus jeune, elle devait être magnifique. Après cinquante ans de mariage, elle avait découvert que l'homme qu'elle avait aimé fidèlement et pour qui elle avait tout sacrifié (mettant de côté sa réussite personnelle pour se consacrer à celle de son époux, pharmacien) la trompait avec son assistante et qu'il menait une vie parallèle.

Cette sournoiserie salit les quelques moments de bonheur qu'elle aurait pu garder dans sa mémoire, si cela ne s'était pas fini d'une manière aussi sordide. Elle ne put garder les bons souvenirs de moments agréables passés ensemble, car tout était mensonge.

Lorsqu'une relation se termine aussi mal, ce n'est pas seulement un partenaire que l'on perd, c'est aussi la mémoire des bons moments passés ensemble, parce que tout était faux. Cette triste fin invalide toute l'histoire.

La manière de finir une histoire d'amour peut invalider tout ce qui pouvait être beau dans cette rencontre, comme la manière de mourir peut invalider toute une vie !

Il est vrai que la séparation est parfois nécessaire lorsque l'un des partenaires commet des actes non supportables (du moins, jugés comme tels par la personne qui les a subis, comme l'infidélité, l'agressivité, l'humiliation…). En particulier, lorsqu'il persiste dans son comportement et le considère comme « normal ».

Tel cet homme qui, lors d'une crise de colère au cours d'un repas, a tout cassé – vaisselle et table en verre comprise –, et qui ne voyait rien d'anormal à son acte. Il m'a répondu : « Ça peut arriver ! » Pour lui, c'était un événement mineur qui n'exigeait pas de remise en question particulière !

Dans ce genre de situation, nous ne sommes même pas devant un couple, mais devant deux histoires parallèles juxtaposées, qui ne s'interpénètrent jamais.

Dans ce cas, si, après avoir tenté de réparer la relation, celle-ci est manifestement irréparable, il faut alors mettre un terme à cette histoire qui n'en est pas une. « C'est un coup pour rien ! » dirait un enfant pour un ballon perdu sur un arbre. Le respect de soi implique aussi de se préserver et de préserver sa dignité.

Les êtres prédestinés

Si deux personnes sont « prédestinées », leur relation peut donner naissance à une énergie exceptionnelle, et dispenser de la *Lumière* autour d'elles. Leur réussite peut servir d'exemple bénéfique (une denrée rare, aujourd'hui) et inspirer, contaminer, l'entourage.

Si, au lieu de cela on a affaire à un couple *infernal*, c'est particulièrement grave, parce que ces personnes ne bénéficient même pas du prétexte de la « non-compatibilité d'humeur ». Elles ne réussissent qu'à nous donner un exemple supplémentaire de la « bêtise humaine ». Cela encouragera probablement d'autres séparations de couples qui se diront : « Si eux qui s'aimaient tant n'ont pas pu résister aux lois du couple et à l'usure du temps, comment le pourrions-nous ? »

Dans tous les cas, quand bien même il ne s'agirait pas de la personne qui vous serait prédestinée, avec des efforts cela peut marcher. À condition qu'il n'y ait pas, de part et d'autre, un sentiment de répulsion ou de « réfraction » (comprendre : de dégoût de l'autre, de rejet).

Alors, ne soyez pas obsessionnel dans la recherche de votre « destinée » ! De la même façon que pour choisir son travail il n'est pas question de chercher du « sur-mesure », mais une profession en adéquation avec nos valeurs et qui ne nous « dénature » pas. Pour choisir son partenaire, il s'agit, là aussi, d'être lucide et réaliste. Ne soyez pas obnubilé par l'apparence, car « tout ce qui brille n'est pas or », comme l'enseigne la sagesse populaire.

Même si notre époque a tendance à mépriser les valeurs morales, choisissez des qualités comme la gentillesse, le respect et le sérieux. N'ayez pas de complexes à être « moral ». Évitez de donner trop d'importance à l'aspect extérieur, à l'enveloppe corporelle qui peut fausser votre appréciation de l'autre et qui, de toute façon, se transformera avec le temps, contrairement aux valeurs qui, elles, sont pérennes.

Lorsque Natalie Portman, dans le film *V pour Vendetta*, demande à Vendetta de retirer son masque pour voir son visage, il lui répond : « Mon visage, ce n'est pas moi. Pas plus que les os et les muscles qui me composent ! »

Dans une lettre, l'important n'est pas l'enveloppe, mais le message qu'elle contient… même si force est de reconnaître que l'enveloppe doit être suffisamment belle pour donner envie de l'ouvrir. ☺

4 Il n'y a pas d'âge pour aimer

Y a-t-il un âge pour former un couple ? Pas vraiment.

Nous pouvons considérer qu'idéalement il est préférable de respecter un âge *minimal* pour être suffisamment prêt à ce type de vie. Un minimum de personnalité et de maturité est nécessaire. Pour être bien avec les autres, il faut d'abord être bien avec soi-même. On ne peut aimer l'autre, si on ne s'aime pas soi-même. Le risque est de projeter ses problèmes et ses défaillances sur l'autre, ou d'être dans l'attente et le besoin ce qui peut générer une certaine agressivité.

Il est souhaitable, au préalable, d'avoir médité sur notre manière d'aimer. On devrait aimer non à partir de nos manques, mais à partir de nos « pleins ». On se marie pour donner, et pas seulement pour recevoir !

En effet, former un couple, fonder une famille est une affaire suffisamment sérieuse pour s'y préparer. En premier lieu, il est nécessaire d'avoir son indépendance financière. Continuer à vivre chez ses parents, ou se faire entretenir, n'est pas une solution. La relation avec la belle-famille n'étant déjà pas facile, dans de telles conditions elle devient impossible ! La maternité et la paternité sont des responsabilités auxquelles on doit pouvoir faire face.

Inversement, à trop tarder, les personnalités se sont trop affirmées, et il devient alors difficile de les faire *s'imbriquer*. Les formats standards sont plus souvent compatibles entre eux. Plus on devient *pointu*, et plus cela devient difficile. Chacun tient à s'affirmer et à marquer son territoire. D'autant que, pour fonder un couple, il faut être un peu *inconscient*. En affaires comme en amour, à trop réfléchir, on ne fait pas grand-chose !

Cela étant, on ne peut pas prédéfinir le « bon timing » : certaines rencontres sont si belles qu'il ne faut pas les repousser ni trop réfléchir ! Il y a des occasions qui se présentent une fois et qui ne se représenteront jamais. Comme me l'a fait remarquer mon amie Julia, parfois on n'a pas vraiment choisi : le choix s'est imposé à nous ; on s'est rencontrés, on s'est aimés, et c'est tout !

Toutefois, il n'existe pas d'âge maximal. Deux personnes de 80 ans peuvent décider de vivre ensemble.

Ce n'est que dans sa vieillesse, après une vie très tourmentée, que Charles Chaplin a connu son grand amour, celle qui allait devenir la mère de ses enfants légitimes : Oona. Ses précédentes femmes l'avaient toutes épousé par intérêt : obtenir un rôle dans un de ses films et lui soutirer le maximum d'argent en divorçant. Ce qui l'obligeait, pour rembourser ses dettes, à réaliser d'autres films pour le grand bonheur de ses admirateurs !

Aussi, ne faut-il jamais perdre espoir. Dans certains films, l'avion descend en piqué, et le pilote ne réussit à le redresser qu'*in extremis*, à quelques mètres du sol. C'est parfois au moment où l'on pense que tout est fini que la chance nous sourit !

« Alors que j'ai cru que c'était ma fin, j'ai eu droit au jardin d'Éden » (livre de la Genèse), ainsi s'est exprimée Sarah en apprenant qu'elle était enceinte d'Abraham malgré leur âge avancé. Ne désespérez jamais jusqu'à votre dernier souffle.

5 Les différences ne sont pas toujours des oppositions

À écouter certains discours, on pourrait croire que l'idéal d'aujourd'hui c'est un homme qui vit avec un homme, et une femme avec une femme, afin de contourner le problème des différences de sensibilité de l'homme et de la femme. Bien au contraire, ces différences sont nécessaires pour une relation saine et pour le grandissement de soi.

Les différences sont ce qu'on veut qu'elles soient : elles peuvent se compléter et, de manière interactive, donner lieu à une relation encore plus riche, ou alors s'opposer et être invivables.

Par exemple, dans une toile blanche encadrée de noir, le blanc trouve plus de luminosité, et le noir se trouve renforcé par le blanc. Pourtant, on dit que le noir est l'opposé du blanc. C'est à nous qu'il appartient de faire des différences une complémentarité et une richesse, et non une source de conflits.

Un jour, j'ai félicité mon petit-neveu, âgé de 5 ans, pour le choix des vêtements qu'il portait. J'avais probablement dit que je le trouvais beau ainsi habillé et qu'il avait su mélanger les couleurs (noir et blanc). Il me répondit, avec sa perspicacité habituelle : « C'est normal, Tonton, j'ai mis les couleurs de la paix ! » J'ai avoué ne pas comprendre en quoi le noir et le blanc sont les couleurs de la paix... « Ben oui, m'expliqua-t-il, le noir, c'est le contraire du blanc. Si je les ai mis ensemble, ça veut dire qu'ils ont fait la paix ! »
Jolie vision du monde et des couleurs, non ?

Non pas que la contradiction soit dangereuse pour le couple, elle est vitale, mais à condition que le but recherché soit noble. Vous pouvez aimer le jazz, et votre partenaire préférer la musique classique, et malgré tout partager vos passions. C'est sûr que si vous imposez votre musique en excluant systématiquement et sans ménagement la sienne en rentrant chez vous, ça ne marchera pas : la situation risque de dégénérer. L'éducation des enfants, par exemple, est un thème qui prête souvent à discorde. Si vos opinions divergent, n'oubliez pas que l'important, c'est le bien de l'enfant. Les moyens d'y arriver sont à discuter entre vous, mais en toute discrétion de l'enfant, car vous devez lui parler d'une seule voix, en particulier lorsque la situation exige une décision unique (exemple : le choix d'une école).

Quant à la différence de cultures, la culture de l'un n'est pas forcément meilleure que l'autre. Nous pouvons prendre le meilleur de chacune des cultures et laisser de côté les travers. J'avais posé la question suivante à un cercle d'amis : « Pourquoi D-ieu[1], qui par définition peut tout faire,

1. D-ieu : cette graphie est justifiée par profond respect.

n'a pas créé un monde avec une génération spontanée de sept milliards d'êtres humains immortels, identiques, hommes ou femmes, sans sexe, bisexués ou encore d'une autre nature, mais qui ne se reproduisent pas ? Nous aurions ainsi fait l'économie des problèmes de couple et des difficultés de communication entre les parents et les enfants. » La réponse sortit avec évidence : « Les différences entre les hommes et les femmes, comme celles qui existent entre les adultes et les enfants, nourrissent la contradiction. Or, celle-ci est vitale pour l'enrichissement personnel et le grandissement de soi. »

La confrontation est un moteur, pas un obstacle.

> Doit-on être différents ou semblables pour bien s'entendre ? Aimer, est-ce se regarder en face ou regarder dans la même direction ?
> Les deux à la fois : il faut être *voisins* sur les questions fondamentales, pour préserver une certaine cohérence et cohésion, et en même temps avoir des visions, des passions variées pour apporter un certain enrichissement.
> Jackie Kennedy, lorsqu'elle était en visite dans un pays étranger, pour établir le « contact », choisissait toujours un thème commun entre la culture américaine et la culture du pays où elle se rendait. Ainsi, elle construisait le « pont » de connexion et un climat de confiance.

En même temps, si nous pouvons être différents, il est nécessaire de partager un minimum de points communs. C'est comparable aux boutons d'une chemise : s'il n'y en a pas assez (trop espacés), les pans de la chemise s'écartent !

6 Un couple, ce n'est pas une paire

On dit « un couple », on ne dit pas « une paire ». Une paire signifie le double de la même entité, tandis qu'un couple est constitué de deux entités différentes qui, d'une certaine manière, se complètent.

Ainsi, c'est parce que l'homme se respecte dans sa *masculinité,* et la femme dans sa *féminité* qu'on pourra parler de « couple ». Mais si, comme on le voit de plus en plus fréquemment, la femme se conduit comme un homme (et inversement), on aboutira à une paire et non à un couple. Deux masculins comme deux féminins, c'est une paire, pas un couple.

— Par *paire*, on entend le double de la même entité. S'il s'agit d'une paire comme d'une paire de chaussures, la réflexion est différente puisqu'il y a une droite et une gauche, et qu'elles se complètent. Tandis que, séparées l'une de l'autre, elles ne peuvent véritablement servir ! On pense au film *La Vérité si je mens ! 3*, où des petits malins essayent de vendre un lot de chaussures du même pied ! —

L'homme et la femme ne sont pas de même nature. C'est comme s'ils n'avaient pas été fabriqués avec la même

matière, pétris avec la même pâte[1]. Il est insensé de vouloir établir une égalité entre deux natures différentes, sans que pour autant cela soit synonyme de supérieur ou inférieur… Il est légitime de revendiquer une égalité de droits, mais pas une égalité de nature ! Un homme n'est pas une femme, et réciproquement. C'est d'ailleurs mieux ainsi.

Comme le conseille Aldo Naouri[2] : « Notre société a trop mélangé les genres. Chacun doit rester à sa place, dans un couple : la maman *maternante*, et le papa *symboliquement fort* et rassurant. »

Homme et femme sont différents et ont été conçus différents justement pour se compléter. Rappelons que l'égalité des droits implique aussi l'égalité des devoirs. L'un ne va pas sans l'autre.

1. Voir le sketch en anglais sur la thèse des deux cerveaux : http://bit.ly/29kgPDv. « A Tale of Two Brains », Mark Gungor.
2. Pédiatre, spécialiste des relations intrafamiliales.

7 Derrière l'échec ou la réussite d'un homme se cache souvent une femme

Peut-être connaissez-vous la blague suivante. À l'époque où son mari était président des États-Unis, un journaliste s'aventura à poser cette question à Hillary Clinton : « Qu'aurait été l'histoire de votre vie si vous aviez épousé un pompiste ? » Sans se démonter, elle répondit : « Eh bien, j'en aurais fait un président ! » ☺ Au passage, Bill a également soutenu Hillary à son tour pendant la campagne électorale de celle-ci !

Derrière l'histoire des gloires et des déboires de l'homme, il y a souvent une femme. L'homme et la femme sont en interaction. Le Talmud énonce que la femme est dotée de Bina (« pouvoir de distinction »). Cela explique pourquoi les plus grands maîtres demandaient l'avis de leur femme lorsqu'ils étaient confrontés à une question épineuse ou pour prendre une décision importante. Ne dit-on pas : « Derrière un grand homme, il y a souvent une grande femme » ?

La situation contraire existe également : la femme peut être à l'origine de la « descente aux enfers » de son compagnon. Pensez à Lady Macbeth ou à Carmen…

Une amie me faisait remarquer qu'il était dommage que la réciproque n'existe pas, ou peu : de grands hommes derrière les grandes femmes !

« Et D-ieu créa la femme pour être une aide contre lui ! »
Un beau commentaire de la kabbale (mystique juive) rapporte que, s'il est nécessaire pour un homme de revenir en réincarnation sur Terre jusqu'à vingt fois pour finir son *Tikoune* (« réparation de l'âme »), une femme accomplit son perfectionnement en seulement trois existences ! Se pose alors la question : dans ce cas, si toutes les femmes présentes ont déjà fini leur *Tikoune*, pourquoi reviennent-elles sur Terre ? La réponse est : pour aider l'homme à faire son chemin, parfois en étant dure et parfois en étant douce et bonne.

Dans le livre de la Genèse, il est écrit : « Et D-ieu vit qu'il n'est pas bon à l'homme de vivre seul. Alors, il créa une femme pour être une aide contre lui ! » (traduction littérale).

La question évidente est : comment peut-elle être à la fois une aide et « contre lui » ?

L'explication donnée habituellement est de considérer qu'une femme reste égale à elle-même. Son comportement dépend de l'écho que lui renvoie son partenaire. Selon qu'il sera bon ou mauvais, il fera d'elle une aide ou une opposante. Elle agira en étant le reflet de l'attitude de son compagnon, en s'alignant sur son comportement négatif ou positif !

L'autre interprétation que je propose de ce texte est la suivante : chaque fois que nous sommes confrontés à un être, un conflit est potentiel. Et celui-ci est d'autant plus important que cette personne est à la fois proche de nous et différente de nous. Le conflit possible avec mon concierge, par exemple, n'est pas du même ordre que celui que je peux avoir avec mon père.

Dépasser ou résoudre un conflit avec mon père est nettement plus important et plus difficile, donc plus grandissant, qu'un conflit avec mon gardien d'immeuble.

(Comme en ce qui concerne les examens scolaires : réussir un brevet, ce n'est pas réussir le bac ou une licence. Plus un examen est difficile, plus sa réussite est valorisante.)

Le summum de la différence qui puisse exister, c'est entre un homme et sa femme, au point de justifier la célèbre caricature : « Les hommes viennent de Mars, et les femmes de Vénus. » L'épouse est à la fois une complète étrangère et la personne la plus proche et la plus importante. Le conflit potentiel maximal est atteint. Si l'homme réussit à dépasser les différences, et à bien gérer les conflits au sein de son couple, il en ressortira grandi, et se sera réalisé dans son entité d'homme.

Aucune expérience de la vie ne peut nous permettre de grandir autant que l'expérience du couple.

C'est en étant finalement contre lui que la femme joue le rôle d'aide : en lui donnant l'opportunité de se construire. En l'amenant dans des situations inextricables, elle l'oblige à imaginer des sorties.

D'une manière plus générale, c'est dans la confrontation avec l'autre et le dépassement des différences que nous évoluons. Sans ce *frottement*, nous ne pouvons ni grandir ni nous réaliser. Faire l'économie de la relation, c'est certes faire une économie de conflits, mais aussi ne rien apprendre et risquer, au bout du compte, d'être une forteresse, mais une forteresse vide. Comme le conseillait Kafka, il vaut mieux vivre plusieurs échecs que ne rien vivre du tout !

Soyez telle une porte ouverte, quitte à attraper un « courant d'air » !

8 Le sentiment d'existence

Lorsqu'on conseille à une personne déprimée de sortir pour « voir » du monde, finalement, est-ce pour voir ou pour « être vue » ? Nous avons besoin de nous sentir regardés, reconnus, et c'est ce sentiment d'existence qui va conditionner pour une large part notre comportement et notre « échelle de valeurs ».

Aldo Naouri, justement, fait remarquer qu'en arabe irakien le verbe « être » n'existe pas. Nous disons : *rani*, « *je suis* » ; *rak*, « *tu es* » ; *rakoum*, « *vous êtes* » ; *ranou*, « *nous sommes* ». Mais qui signifient, en fait : « Il m'a vu ; il t'a vu ; il vous a vus ; ils nous ont vus ». Comme si je n'existais que dans le regard des autres. Comme si je n'existais pas vraiment, mais que je n'existais qu'au travers d'une apparence que l'autre voit de moi. Ou encore, et c'est toute la maladie du siècle moderne : exister seulement dans le paraître, et non dans l'« être » ! Tenir compte du qu'en-dira-t-on plus que de la réalité de son intimité. Ce qui aboutit parfois au décalage de personnes « impeccables » à l'extérieur, et « horribles » à l'intérieur.

Ce besoin de se sentir exister peut amener à des comportements inadaptés tels que le besoin de séduire, l'infidélité ou l'agressivité. On ne nous regarde pas, alors on ne se sent pas « aimable », et on va tenter de prouver, de se prouver, le contraire. Récemment, deux drames ont marqué l'histoire des États-Unis : un jeune homme a assassiné des enfants dans une école, quand un autre, pyromane, allumait un incendie dans le but de tuer des pompiers. Le point commun de ces deux « fous » est qu'ils étaient des solitaires que personne ne regardait, et qu'à travers leurs crimes morbides le monde les a finalement regardés et les a écoutés.

Enfants, nous avions besoin de nous sentir regardés par nos parents, puis par nos camarades, ensuite par nos collègues, et enfin par notre compagne ou notre compagnon.
Comme si l'absence de ce regard rendait difficile cette sensation d'exister. Or, ce sentiment doit être quelque chose d'« intérieur » en nous.
Pour expliquer cette notion, je donne souvent l'exemple des soins dentaires : si l'on doit remplacer une dent, on peut soit faire un bridge, soit mettre un implant. Le bridge s'appuie sur les dents voisines, tandis que l'implant s'appuie sur une « tige » interne.
Ainsi s'offre à nous la possibilité de nous construire dans et par le regard de l'autre, ou des autres (c'est le cas du « bridge »), ou de nous construire une force intérieure qui est indépendante du regard des autres (« l'implant »).

Autre exemple, pour sentir ma main, je peux soit :
- la sentir tout simplement (de l'intérieur) ;
- toucher quelque chose pour sentir ma main par le biais du contact avec l'objet ;
- toucher du feu ou un objet brûlant et, par la douleur, ressentir ma main.

Ainsi, en comparaison, ce sentiment d'existence peut :

- être naturel ;
- provenir du contact avec les autres ;
- résulter de l'agressivité : ma violence envers les autres ou celle des autres envers moi (en la provoquant), ou de moi envers moi-même (en la retournant sur moi).

Il est évident que l'idéal est d'être bien avec soi-même, et non dans une relation de « besoin » à l'autre qui risque, par le biais de l'attente, de provoquer frustration et agressivité. À la question « Est-ce que je t'aime parce que j'ai besoin de toi ? » ou « Est-ce que j'ai besoin de toi parce que je t'aime ? », la réponse la plus saine serait « je t'aime ! » et c'est tout. Mais à choisir entre les deux propositions, je répondrais : « J'ai besoin de toi parce que je t'aime. »

9 L'expérience du partage est le sens même de la vie

Savoir donner est un art.

Trop donner, se sacrifier et vouloir ensuite se révolter et ne plus rien donner n'est pas une solution !

UN + UN = UN, dans le couple, si chacun est UN. Autrement dit, à la condition que chacun des deux partenaires respecte son identité, sa personnalité, sans chercher à se dénaturer ou à dénaturer l'autre.

Il s'agit d'une union, et non d'une fusion.

L'union, c'est A + B = AB. C'est un nouvel ensemble où les deux entités sont réunies pour mettre en commun leurs forces, leurs savoir-faire, etc., mais où elles conservent malgré tout leur nature propre (A, B).

Le seul type de changement *permis* est celui qui, par l'expérience du partage avec l'autre, m'aide à me découvrir et à devenir ce que je suis vraiment.

Cela revient à se transformer pour devenir soi-même. L'autre sert de miroir pour révéler l'harmonie et la beauté qui est en vous. C'est une révélation, non une conversion.

Dans l'union, il existe un territoire commun qui est respecté et entretenu. Cependant, chacun de son côté maintient son territoire privé personnel où il continue de mener ses activités propres (professionnelles, artistiques, etc.). C'est important de partager des activités communes, mais sans étouffer l'autre en voulant tout partager.

Il ne faut pas – parce que vous craignez que l'autre ne vous échappe – avoir besoin d'être rassuré en permanence en vous obstinant à être tout le temps ensemble et à n'avoir exclusivement que des activités communes.

Cela n'est pas nécessaire, et vous risquez de glisser vers une relation fusionnelle et étouffante.

Dans la fusion, ce serait A + B = C, C étant une entité propre à l'intérieur de laquelle A et B n'existent plus. Autrement dit, dans la fusion, il y a une dépersonnalisation des deux partenaires. Comme en ce qui concerne la relation parent-enfant, il apparaît clairement que la relation fusionnelle n'est pas saine. Parfois, l'un des partenaires se laisse totalement « absorber » par l'autre. Il ne faut pas croire, dans ce cas, que seule la personne *mangée* est déstructurée. Le *mangeur* est déstructuré tout autant que le *mangé.* Le *mangeur* est perdant, car il se retrouve, parfois malgré lui, en train de *phagocyter l'autre*, dans la mesure où il n'a pas, face à lui, une personne qui le contient dans ses limites.

Un ami m'a, un jour, confié sa difficulté avec son épouse, une femme charmante, mais dominante. Je lui ai alors expliqué que lorsqu'un patient souffre de mal de dos, le médecin examine également l'état

des muscles abdominaux. Il vérifie si la sangle abdominale n'est pas trop flasque. Dans ce cas, il lui conseillera (en dehors de la crise) de muscler son ventre. Quel lien existe-t-il entre un ventre peu musclé et un lumbago ? Il est simple : le dos a naturellement tendance à se cambrer, et il est supposé être retenu par un abdomen musclé.
Si ce n'est pas le cas, il se cambre de plus en plus, et creuse l'échine, provoquant ainsi la douleur.
De même, et surtout face à une personne envahissante et dominante possédant un fort caractère, il faut consolider sa personnalité pour contenir l'autre dans ses limites. Certes, le dominant est en tort. Mais c'est également dû à la personnalité faible qu'il a face à lui, qui favorise et encourage l'émergence et l'expression de cette tendance dominatrice.

La nature humaine veut que l'on ait tendance à tirer la couverture à soi et à prendre autant de place que possible. C'est exceptionnel que, de nous-mêmes, spontanément, nous nous retenions sans chercher à envahir l'autre. Cela relève de l'égocentrisme et de l'idée que « Je mérite mieux et plus ». Dans ce cas, ce qu'on demande à notre partenaire, c'est de nous en empêcher, de nous contenir sans nous repousser. C'est le meilleur service qu'il puisse nous rendre.

Aimer, c'est empêcher l'autre de nous causer du tort. Mieux, c'est l'aider à se bonifier.

10 Être libre, c'est respecter les lois

« C'est en s'imposant les règles des vers et des alexandrins que la poésie prend toute sa beauté », explique Jonathan M., enseignant passionné.

Il est confortable d'être célibataire. Il est aussi intéressant de vivre l'expérience du partage et de désirer fonder une famille. Ce sont deux styles de vie avec leurs avantages et leurs inconvénients.

Être libre ne signifie pas être « no limit ». Bien au contraire. À l'inverse de l'anarchiste qui refuse tout ordre, être libre, c'est être conscient d'un certain nombre de limites, sans tomber non plus dans l'aliénation. C'est un cadre de vie à l'intérieur duquel nous sommes entièrement libres.
Est-ce que tout casser, roter, péter, faire ce que *JE* veux signifie être libre ? Ce que *je* pense vouloir, est-ce réellement ce que je veux ? Ne suis-je pas alors prisonnier de mes pulsions, de mes velléités et de mes tentations ? Il s'agit de savoir ce que l'on veut.

À un ami qui lui disait qu'il était emprisonné par sa femme, Hervé rétorqua : « Être libre, c'est se sentir bien dans sa peau ; et moi, depuis que j'ai rencontré ma femme,

je me sens bien dans ma peau. Donc, ma liberté, c'est de l'avoir épousée ! » Toutes les étapes de la vie sont nécessaires. Il faut être capable de passer d'un stade à un autre.

Mais, dans tous les cas, s'il vous plaît, ne culpabilisez pas votre compagne de vous avoir privé de votre célibat et de votre prétendue *liberté*.

La recherche obstinée de liberté est nettement plus aliénante que la *privation* de liberté due à l'astreinte aux lois.

L'ex-mari de ma cousine se souciait tellement de rester relax qu'*in fine* il n'était jamais détendu !

L'obsession de la *zénitude* rend stressé, comme l'obsession de liberté est aliénante !

> L'homme libre est celui qui respecte les lois, notamment les lois naturelles[1]. À l'intérieur de ces lois, il est totalement libre. Elles lui servent de cadre de vie, comme pourraient l'être les bornes blanches de la route qui indiquent à l'automobiliste qu'il est dans sa file, donc dans son espace légitime.

Mais ce qui est un cadre pour l'un peut être perçu comme une prison pour l'autre. Ce qui est un stop de « contrôle » pour l'un peut être vécu comme une interdiction pour l'autre, une castration et donc une règle contre laquelle il doit se rebeller.

Une relation de couple, par définition, implique obligatoirement l'existence de règles. S'il n'y a pas de règles, c'est que ce n'est pas un véritable couple. L'expression « union libre » ne veut rien dire !

1. Par « lois naturelles », j'entends les lois sociales évidentes, comme ne pas tuer, ne pas voler, ne pas convoiter…

Cependant, la présence de règles ne signifie pas pour autant *système étouffant*. Avant de passer à table, on se lave les mains – c'est une règle. On n'y voit pas une astreinte, mais un principe de prévention. Les règles sont là pour nous protéger, pas pour nous étrangler.

Un patient m'a fait part de la folie qui s'était emparée de sa femme :

« Docteur, ma femme est devenue folle ! Elle veut divorcer, parce que, soi-disant, je la trompe ! Elle exige de moi que j'entreprenne une thérapie, sinon elle menace de me quitter. Elle est folle ! »

C'est ainsi qu'il considérait la situation.

J'ai dû le rassurer, en lui expliquant que sa femme n'était pas folle. Bien au contraire, c'était une femme saine qui refusait d'être méprisée ou reléguée à la fonction exclusive de mère et qui, au-delà de se préserver et de protéger sa famille, cherchait à le protéger… contre lui-même ! Si elle lui donnait une seconde chance, c'est qu'elle avait compris que ce n'était pas une simple pulsion sexuelle, mais plutôt un problème d'ordre personnel, comme l'approche de la quarantaine ou la perte de son père et son besoin de se redonner confiance !

Il me rétorqua :

« Mais ce n'est pas ma faute si j'aime les femmes ! »

Je lui ai répondu :

« Hormis les homosexuels, la majorité des hommes sont attirés par les femmes !

– Comment font-ils, alors ? s'inquiétait-il. »

Je lui ai expliqué :

« Il faut choisir ses priorités : le foyer familial ou la maîtresse ? Et une fois le choix fait, il y a un prix à payer. On ne peut pas, dans le même temps, prétendre à un foyer serein et équilibré avec une famille unie, et entretenir une vie libertine ou parallèle avec une maîtresse (c'est vouloir

le beurre, l'argent du beurre...). Cela dit, rien ne vous interdit de voir votre compagne comme une maîtresse !»

À un patient qui avait du mal à quitter sa maîtresse, j'ai donné cet exemple. Comme il était commerçant, je lui ai posé la question suivante :

«Si vous avez deux affaires qui se présentent, l'une pouvant vous rapporter dix mille euros, et la seconde cent mille euros, mais que vous devez choisir l'une d'elles, laquelle choisirez-vous ?

– Les deux, me répondit-il !

– Oui, mais ce n'est pas possible, c'est un choix exclusif non cumulable !

— Alors, évidemment, je prends la seconde proposition.»

J'ai donc expliqué que cette métaphore ressemblait au choix entre la maîtresse et l'épouse. L'une procure un certain plaisir, et l'autre vous amène vers un bonheur certain, car le couple et la famille sont des valeurs traditionnelles sûres et éternelles. Le souci est que, dans le premier cas, le plaisir est immédiat, tandis que, dans le second, il est en différé, et il faut parfois de la patience. Quand on plante un arbre, il faut attendre qu'il pousse, pour profiter ensuite de ses fruits.

Le prix d'une relation est le prix que je suis prêt à mettre pour préserver cette relation. Plus une relation est précieuse, et plus le prix à payer est élevé.
J'ai demandé un jour à Joseph, jeune patient de 8 ans, quelle était sa passion.
Il m'a répondu :
«Le foot. (En effet, il était incollable sur le nom des joueurs, leur salaire, le nombre de buts marqués...)
— Et quelle est ta passe préférée ?»
Sans hésiter, la réponse fut :
«Le coup de tête !

— Mais ça doit faire mal. D'ailleurs, je ne comprends pas comment font les joueurs professionnels lorsqu'ils réceptionnent une balle qui vient à grande vitesse et tapent dessus tout aussi fort. Cela doit faire atrocement mal ! »
Il a souri et, avec son air coquin, a expliqué :
« Ils pensent aux millions que ce coup va leur rapporter, et ça leur fait oublier le mal de tête ! »
Pour trouver le courage, il faut comprendre que la dignité est plus importante que tout le reste. Et savoir que le bonheur ultime est de se voir maître de sa vie, de ses plaisirs et de ses pulsions. Ce sont les stops qui nous font grandir. Je ne subis pas, je choisis.
C'est le plaisir d'être soi…

Un rêve a un prix. Sa réalisation demande qu'on s'investisse et qu'on s'applique.

Un élève demanda un jour au maître hassidique Naftali de Rapchitz :

« Maître ! Comment fuir le mauvais penchant ? »

Il lui répondit :

« Commence déjà par ne pas lui courir après ! »

Ainsi, avant de s'attaquer à réprimer ses *envies*, commençons par éviter l'envie d'avoir envie !

Est-ce que « se laisser aller », c'est être libre ou être l'esclave de ses pulsions ? Si je casse tout parce que j'en ai envie, est-ce que, finalement, j'ai fait ce que « je » voulais, ou ce que ma colère voulait ?

Respecter les règles, c'est respecter l'autre ; mais c'est aussi se respecter soi-même dans son essence, dans son intégrité, dans son identité intime.

11 Il dépend de nous que ce soit l'enfer ou le paradis !

Une histoire d'enfer et de paradis

Un élève demanda à son Maître de lui expliquer l'enfer et le paradis. Le maître lui répondit :

« L'enfer, c'est une table autour de laquelle sont assis deux hommes, l'un en face de l'autre. Chacun est devant un bol de soupe fumant et a la main fixée au bout d'une cuillère dont le manche est très long. Ainsi, lorsque chacun essaie de boire son délicieux potage, il n'y arrive pas.

Au paradis, la situation est identique, sauf que chacun donne la soupe à celui qui est en face, et réciproquement. »

Alors, l'élève demanda :

« Mais pourquoi ceux qui sont en enfer n'ont-ils pas pensé à cette solution ? »

Le maître répondit :

« S'ils se trouvent en enfer, c'est que, par définition, ils ne pensent qu'à eux-mêmes et ne voient que leur nombril. Du fait de leur individualisme, c'est à peine s'ils ont remarqué l'autre personne. Et, quand bien même l'auraient-ils remarquée, ils s'en seraient

méfiés parce qu'ils auraient ainsi raisonné : "S'il est ici, en enfer, c'est que c'est un magouilleur. Si je lui donne à manger, rien ne me certifie qu'il me donnera en retour. Alors, si je dois crever, qu'il crève aussi." Au Paradis, chacun a pensé à assouvir la faim de l'autre avant même de penser à sa propre faim, non pas avec un raisonnement du genre "Je te donne pour que tu me donnes ensuite", mais tout simplement parce que je pense à toi avant même de penser à moi. J'ai vu ta faim avant même de penser à la mienne ! Et celui d'en face raisonne de la même manière. »

Cet exemple illustre également combien la même situation peut être vécue comme un enfer ou comme un paradis. Il suffit parfois de changer un détail ou d'améliorer l'atmosphère qui règne à la maison.

Cela n'appartient qu'à vous. On voit ainsi comment l'amour de l'autre, lorsqu'il est totalement désintéressé, amène l'amour de soi par des chemins détournés.

L'existence du couple et l'expérience du partage, le désir de recevoir pour pouvoir donner constituent la finalité et l'essence même de la « Création ».

12 Le cas des recompositions familiales

Aux difficultés inhérentes à l'éducation de tout enfant s'ajoute, pour le parent divorcé, la difficulté d'avoir à éduquer seul un enfant, en plus de sa propre souffrance du divorce vécu, de la solitude engendrée, du sentiment d'échec et d'éventuelles difficultés matérielles. Un père, ou une mère, qui se remarie dispose, en principe, de plus d'amour et de force et pourra ainsi faire preuve de plus de patience et d'affection envers son enfant. Nous donnons autant que nous recevons. En théorie, car en pratique, en plus de la nécessité d'une alchimie entre l'homme et la femme, il faut que ça marche (que ça « matche ») entre les enfants de l'un et les enfants de l'autre, et entre les enfants et le nouvel arrivant. Certaines recompositions familiales ajoutent d'autres difficultés aux souffrances préexistantes. L'enfant est confronté à la difficulté de s'intégrer dans une famille dédoublée, avec deux pères ou deux mères, des frères et des sœurs, des demi-frères et des demi-sœurs, voire davantage.

Le beau-père (ou la belle-mère) est généralement égaré devant une fonction difficile à définir. Il est le nouveau partenaire, avec beaucoup de devoirs mais peu de droits.

En effet, il ne peut pas se substituer au parent absent, tout en ayant généralement les mêmes devoirs.

Un père qui punit est un père qui accomplit son rôle, mais un beau-père qui punit peut passer pour le *méchant*. Il est perçu comme l'intrus qui s'interpose entre ses parents, ou du moins celui sans lequel « papa aurait peut-être récupéré maman ». Ainsi, voici une raison supplémentaire, à défaut de réussir son couple, de réussir son divorce et être certain qu'il n'existait pas d'alternative. Toutefois, on ne divorce pas pour rejoindre une autre personne. Ce n'est pas honnête, et il sera difficile de la faire accepter à l'enfant si cette personne est la cause du divorce. Il faut reconnaître aussi que l'arrivant est d'autant rejeté que le parent absent appuie ce rejet, voire l'exige de l'enfant qui risque sinon de se voir traité de « traître ».

Ne vous précipitez pas pour présenter votre nouveau partenaire. Il ne faut pas brûler les étapes. Il est préférable d'être, vous-même, certain de votre choix et qu'il s'agit d'une relation *a priori* sérieuse et viable en laquelle vous croyez. Il vaut mieux s'abstenir plutôt que de vouloir présenter des compagnons de passage.

Ensuite, égrenez les indices qui font comprendre que vous avez une autre personne dans votre vie, par exemple, répondre au téléphone à côté de votre enfant. Spontanément, il posera des questions, et sera curieux de connaître votre partenaire, au point que ce sera lui qui demandera à le rencontrer. Parlez-lui de cette personne au fur et à mesure, tout en le rassurant sur le fait

qu'elle ne remplacera pas son père (ou sa mère). Pour la première rencontre, essayez de faire en sorte que cela se passe dans un cadre ou un contexte agréable pour favoriser la « prise de greffe ».

Lorsqu'on agit avec douceur, les choses sont plus faciles à faire admettre.

De même, ne vous pressez pas de vous installer ensemble. Passez d'abord des soirées, des après-midis, des journées, des week-ends, puis des vacances ensemble, et l'enfant s'y habituera doucement. Ce n'est pas le cas lorsque l'exposition est totale et brutale ou que l'on met l'enfant devant le fait accompli. Le nouveau doit faire des efforts, mais progressivement, pour réussir à nouer une complicité avec l'enfant. « C'est vrai que je ne suis pas ton père (ou ta mère), mais tu es l'enfant de ma compagne (ou de mon compagnon), et je m'occuperai de toi comme de mon propre enfant. »

Ne cherchez pas à vous faire aimer, mais à vous faire respecter. Le beau-père et la belle-mère n'ont peut-être pas à revendiquer l'amour, mais ils ont le droit – sinon le devoir – d'installer le respect.

Le beau-parent n'exclut pas et ne se substitue pas à la mère ou au père « biologique », mais il s'ajoute à lui (ou à elle), avec intelligence. Il est néanmoins dans l'intérêt de tous de respecter la place des uns et des autres. Il n'est pas évident de s'occuper d'un enfant qui n'est pas le sien, mais c'est faire preuve de générosité et de justice : si vous souhaitez que votre partenaire s'occupe correctement de votre enfant, commencez par vous occuper du sien.

Le fait de réussir une recomposition familiale est un beau cadeau que vous offrez à votre enfant : lui montrer

que l'on peut se tromper dans la vie ou faire des erreurs, mais on ne se décourage pas. Nous reconstruisons. Au jeu d'échecs, « échec » ne signifie pas « échec et mat » ! Perdre une bataille ne signifie pas perdre la guerre. La vie continue et doit continuer.

« Le fort n'est pas celui qui ne tombe jamais, mais celui qui tombe se relève et continue de marcher[1]. »

1. Extrait du *Dernier Royaume*, du même auteur, recueil de poésies édité sous forme de cartes postales.

13 Gestion de la crise

Le fort n'est pas celui qui sort vainqueur d'une bataille, mais celui qui évite qu'elle ait lieu. Non parce qu'il l'esquive par impuissance, mais parce qu'il inspire le respect et recherche le compromis.

Le film *World War Z* montre un monde envahi de zombies qui se multiplient par contamination des personnes saines qui deviennent progressivement minoritaires. Actuellement, nous vivons une situation semblable ou équivalente : le taux de suicides, de divorces, de dépressifs s'accroît, et on a le sentiment qu'il y a un phénomène de contamination et de découragement. Les gens désespèrent, baissent les bras et se laissent glisser doucement.

Face à certaines difficultés, nous avons le choix entre devenir agressifs, méchants, entrer en conflit avec tout le monde ou jouer la carte du rapprochement, de l'indulgence, de la tolérance, de la compassion, de la gentillesse.
Une étude suédoise a démontré que la méthode d'interrogatoire la plus efficace est… la gentillesse ! Ce qui prouve encore que la gentillesse est une arme

absolue[1]. Quitte à passer pour un naïf, je conseille plutôt de faire l'amour, et pas la guerre.

Devant la crise financière et la dette des États, les économistes ont des avis partagés. Certains conseillent l'austérité et l'économie des dépenses publiques, quand d'autres pensent qu'au contraire il faudrait encourager les dépenses pour relancer l'économie. Et, enfin, ceux qui conseillent un mix des deux : diminuer les dépenses et gérer la crise, mais surtout maintenir un niveau correct des dépenses pour ne pas trop démoraliser la population.

Pour la gestion de la crise de couple, il en est de même. Certes, il faut s'occuper de ce qui ne va pas et tenter de résoudre les problèmes. Mais, malgré tout, veillez à maintenir un minimum de plaisir à vivre ensemble, de la joie de vivre à deux – ce qu'on a tendance à oublier, surtout dans une période de crise où l'on diabolise l'autre et la relation de couple. Nous sommes plus tolérants et indulgents à l'égard d'un enfant lorsqu'il est malade. Il en va de même lorsque notre couple est « malade » : les règles durant cette période de reconstruction doivent être plus souples, avec moins de rigueur et d'intransigeance que d'habitude.

Et n'oubliez pas que l'arme absolue pour résoudre la crise, c'est... la gentillesse.

1. Paru dans le *Direct Matin* du 11/07/2014.

II

DIFFICULTÉS DU COUPLE
« JE » TUE « NOUS »

La femme épouse l'homme en espérant un jour le changer,
mais il ne change pas.
Et l'homme épouse la femme en espérant
qu'elle ne changera pas, mais elle change.

— Arthur
(humoriste et présentateur télé)

Tu seras aimé le jour où tu pourras montrer tes faiblesses,
sans que l'autre s'en serve pour augmenter sa force.

— César Praves

1 Les obstacles à la réussite du couple

Construire un foyer a toujours été une entreprise difficile. Cependant, devant l'épidémie de divorces – véritable tsunami actuel qui abat les familles comme un jeu de dominos –, réussir son couple aujourd'hui semble relever du miracle ! Le Talmud rapporte que « composer un couple en unissant deux âmes sœurs est aussi difficile que l'ouverture de la mer Rouge lors de la sortie des Hébreux d'Égypte ». Au-delà d'essayer de comprendre la comparaison entre ces deux événements de nature apparemment différente, l'allusion est de considérer que, de même que l'ouverture de la mer Rouge relève du miracle, composer un couple et le maintenir en place est un phénomène surnaturel qui relève du miracle ! Les facteurs responsables ? On peut incriminer la transformation de la société vers une société de consommation et du tout-jetable, un individualisme grandissant, un problème de communication certain, l'opportunité de *rencontres* plus faciles. Mais aussi, et de manière non négligeable, un changement des personnalités dû notamment à l'acquisition de l'autonomie financière de la femme, la confusion des genres et le pouvoir des médias.

La fidélité est présentée comme un principe révolu, illusoire ou surréaliste. La morale est méprisée ou revisitée. L'entourage et le type de fréquentation prennent là toute leur importance, dans le sens d'une influence négative ou positive. On comprend, dès lors, comment l'attachement aux valeurs familiales avec une certaine dose de spiritualité – à distinguer du fanatisme et du mysticisme – peut préserver le couple et l'aider à perdurer.

L'esprit de consommation : tout est remplaçable

Hormis une perte des repères et des référents qui caractérise tout particulièrement notre époque, l'obsession du plaisir et du « bonheur » à tout prix, ici et maintenant, la recherche du confort maximum et de la difficulté minimum ont érigé comme pierre angulaire le principe du « tout est remplaçable ».

Une publicité pour un site immobilier montre un homme qui fait tomber sa tartine de confiture au sol. Sa femme le rassure en lui proposant de déménager pour ne pas avoir à nettoyer ! ☺

On change tout : de voiture (auparavant uniquement si elle était inutilisable ou irréparable), de maison (on vieillissait dans la même demeure), d'amis (en un clic !) et même de femme. « Vous comprenez, docteur, ça fait déjà dix ans que nous sommes mariés… » Comme s'il s'agissait d'un objet à amortir !
Cela m'évoque la vieille blague : « Les hommes sont comme des chaussettes, on les troue et on les jette ! » À propos de chaussettes, ils les rapiéçaient ! Ce qui prouve cette volonté de réparer avant de jeter.
On consomme non par besoin, mais par besoin de consommer !

Alors que j'étais encore étudiant, un matin, pour la première fois, j'ai eu la mauvaise surprise de trouver ma voiture avec un pneu crevé. Je me suis adressé au garagiste pour le réparer. Celui-ci m'a répondu : « Pas de souci. Je vais vous le remplacer ! » Je lui fis part de mon étonnement : je pensais qu'on pouvait juste mettre une rustine pour réparer le trou sans être obligé de remplacer le pneu. La réponse fut la même lorsque j'ai souhaité réparer le pare-chocs chromé qui avait juste besoin d'être un peu redressé. Chaque fois, je provoquais le rire du garagiste devant ma naïveté. On ne répare plus, on remplace.

Il en est ainsi de bon nombre de choses : on ne répare plus, on remplace sans même se poser la question de savoir si c'est récupérable.

Le couple moderne, dès les premières difficultés, pense d'abord à prendre rendez-vous avec un avocat plutôt qu'avec un médiateur, un psychothérapeute ou un conseiller conjugal. Il ne prend pas la peine de demander à des proches de tenter la réconciliation. On joue plus volontiers la carte du « conflit » que celle du « rapprochement ».

La tendance à l'individualisme

L'homme moderne est trop plein de lui-même. Il recherche son confort personnel au point de ne plus laisser de place (ou très peu) à l'autre dans son attention, dans son cœur.

Il peut occuper un grand lit à deux places à lui tout seul, en dormant en travers, obligeant l'autre à se cantonner au bord du lit.

Plein de lui-même, il est incapable du moindre sacrifice. L'autre n'est tout au plus qu'un objet pouvant servir

un temps ou pour un certain usage. Obnubilé par ses problèmes, il considère que les autres n'en ont pas. Ou, tout au plus, il vous répondra qu'en ce qui les concerne ce ne sont pas de vrais problèmes comme les siens, qui sont forcément plus importants…

Force est de reconnaître que l'individualisme et la relation peu investie, beaucoup moins qu'elle ne l'était auparavant, sont des phénomènes de société.

Les hommes comme les femmes fuient les responsabilités, provoquant l'accroissement des divorces et une relation de couple qui a perdu son aura et sa crédibilité, quant au temps qu'elle durera. Elle reste frêle et superficielle, et on n'y croit plus trop, la preuve en est donnée par toutes les clauses ajoutées au contrat de mariage pour se protéger en cas de divorce.

Se conduire comme un égoïste, en ne recherchant exclusivement que son intérêt personnel, ne vouloir que son « Je », finit par tuer le « nous » (= le couple). À l'inverse, ce qui nourrit le couple, c'est de réfléchir de manière globale dans l'intérêt des deux partenaires, passer de « Je » et « Tu » à « Nous ».

Le problème de communication : on se croise, mais on ne se rencontre pas

Paradoxalement, nous disposons de plus en plus de moyens de communication (Internet, téléphone portable, WhatsApp, Facebook, FaceTime…), pourtant on ne s'est jamais aussi mal « entendus » !

Certes, j'encourage les petits messages souhaitant une bonne journée, ou juste un « bisou », ou prendre des nouvelles. Cependant, je le déconseille vivement pour des « explications ». Les SMS sont souvent source de malentendus, ne serait-ce que du fait que le texte écrit ne reflète pas les émotions, malgré les différentes émoticônes proposées pour donner un ton au texte.

Par ailleurs, on prend plus de temps pour des gens lointains que pour des proches. Le succès de la télé voyeuriste montre bien la déportation des centres d'intérêt : les gens s'intéressent aux acteurs de la téléréalité et à Instagram plus qu'aux personnes qui vivent tout près d'elles. Il n'est pas rare de remarquer des gens assis à la même table, mais chacun penché sur son portable !

Comment communiquer avec l'autre si nous sommes enfermés dans notre univers, notre égocentrisme. Pour échanger, il faut du temps, or l'ironie est que nous manquons de temps parce que, justement, nous le perdons dans les « moyens de communication » !

Devant la salle de réunion du groupe Digital Ametix-Docaposte sont accrochés des cadres avec les devises de vie de personnages célèbres.
Parmi elles, celle de Steve Jobs m'a séduit :
« Votre temps est limité, ne le gâchez pas en menant une vie qui n'est pas la vôtre[1]. »

En fait, les objets sont connectés, mais plus les humains. Justement à cause des objets connectés !

1. Steve Jobs, *Discours de Stanford et autres réflexions pour l'avenir*, Maxima, Paris, 2012, p. 27.

Si, à l'intérieur d'un même pays, nous parlons tous la même langue, j'ai pourtant le sentiment que la tour de Babel est des plus actuelles, et que les gens parlent des langues totalement différentes ! L'un dit *blanc*, quand l'autre entend *noir*. Les gens se côtoient, mais ne se connaissent pas, même en vivant sous le même toit. Ils se croisent, mais ne se rencontrent pas. C'est encore plus flagrant entre un homme et sa femme.

Le cas du couple Daniel-Jocelyne est typique et illustre bien cette dissociation entre ce que l'un dit et ce que l'autre entend. Vivant ensemble sous le même toit depuis trente ans, ils se plaignent l'un de l'autre. Pourtant, ils sont incapables de divorcer parce qu'amoureux, même s'ils refusent de l'avouer (ou de se l'avouer). En effet, bizarrement, les gens sont à l'aise pour faire des reproches et exprimer des paroles méchantes, mais sont avares en compliments, remerciements, et pratiquent la rétention des messages affectueux.

— Comme le révèle une étude sur le comportement des acheteurs, statistiquement, ils réagissent plus souvent pour faire des réclamations que pour adresser des félicitations sur la qualité du produit acquis. —

Première anecdote : à plusieurs reprises, j'ai demandé à Daniel ce qu'il pensait d'une petite voiture posée sur la cheminée de la salle d'attente. Il me répondait qu'il la trouvait jolie. Mais, un jour, excédé par le fait que je lui pose cette question à chaque entretien, il m'interrogea sur le but du jeu. Je lui demandai alors s'il avait une idée de la provenance de cette voiture. Il me dit que non, mais fort probablement achetée dans un magasin. Je lui appris alors qu'en fait c'est sa femme qui me l'a offerte, et que c'est elle-même qui l'a construite ! En effet, la passion de sa femme est d'assembler des maquettes miniatures (voitures, avions, bateaux), mais il l'ignorait complètement.

« Vous voyez, Daniel, je lui fis remarquer, vous vous plaignez que votre femme ne fait rien pour vous comprendre. Apparemment, vous non plus ne prêtez pas attention à ses activités alors que vous vivez ensemble ! »

Signalons, par ailleurs, que son fils jouait de la musique. Mais à la question « Quel style de musique joue votre fils ? », il était incapable de répondre. « Je ne l'ai jamais entendu, mais je suppose que ce doit être une musique de fous, comme en font les jeunes d'aujourd'hui ! » Au passage, il faut savoir que son fils jouait dans la cave : ils habitaient un pavillon, et il avait aménagé la cave pour jouer tranquillement. Il suffisait au père d'y descendre une fois, histoire de s'intéresser à ce que faisait son fils, et de lui montrer qu'il n'était pas indifférent à sa vie.

Un autre jour, Daniel commença l'entretien en me racontant son cauchemar de la veille :

« Imaginez, docteur, que cette nuit j'ai rêvé que ma femme me quittait et partait avec un autre homme. Je me suis alors réveillé tout en sueur, et je suis allé vérifier qu'elle était bien là [depuis quelque temps, ils faisaient chambre à part, et elle dormait dans la chambre de sa fille]. Qu'est-ce que j'étais heureux de la voir endormie dans son lit. Je l'ai alors embrassée très fort et je lui ai dit : "Chérie, s'il te plaît, réveille-toi, j'ai fait un cauchemar et j'aimerais te le raconter." Elle m'a envoyé paître et m'a répondu : "Tu me raconteras ça demain."

Évidemment, le lendemain matin, refroidi par son attitude, je n'avais plus envie de raconter mon rêve. »

Lorsque, je reçus Jocelyne à son tour, elle commença également son entretien par le thème du cauchemar :

« Vous imaginez, docteur, à quel point mon mari est égoïste ! Une nuit, alors que je dormais profondément, il est venu me réveiller pour me raconter son cauchemar ! Est-ce

que moi j'oserais le réveiller pour lui raconter mes rêves ? Je vous l'ai toujours dit : mon mari est un égoïste ! »

Je lui raconte alors le rêve et lui explique qu'en réalité, il s'agissait là d'une belle déclaration d'amour... certes, à trois heures du matin. À sa façon, par l'angoisse de la perdre, il exprimait l'affection qu'il lui portait.

L'autre exemple est celui de Pierre qui, pour leur anniversaire de mariage, avait offert des fleurs à Sophie, son épouse.

« Vous imaginez, docteur, qu'elle a osé mettre les fleurs dans le couloir !

— Et où auriez-vous souhaité qu'elle les mette ? lui demandai-je. »

Il me répondit :

« Dans le salon ! Parce que, les mettre dans le couloir, c'est montrer le peu d'intérêt qu'elle leur porte.

— Dans ce cas, pourquoi n'avoir rien dit ? Il y a peut-être une explication ? lui ai-je suggéré.

— Mais vous le savez bien, docteur, on ne peut pas discuter avec elle ! »

Lorsque plus tard dans la semaine, je reçus Sophie, je m'empressai de lui demander sa version, convaincue qu'il y avait une raison.

« Ah c'est pour cela qu'il faisait la tête ! C'est simple, je les ai mises dans le couloir, car il m'a offert des roses jaunes et que la tapisserie de l'entrée est jaune ! »

Malgré tout, je lui fis remarquer qu'en voyant son mari contrarié, elle aurait dû l'inviter à parler, et s'intéresser à ce qui le préoccupait. Deux éventualités pouvaient expliquer sa mauvaise humeur : soit elle en était la cause – et dans ce cas, elle aurait dû demander à son mari d'en parler afin de désamorcer le conflit et lever le quiproquo –, soit cela ne la concernait pas, il était contrarié par un problème extérieur (travail, amis,

famille...). Dans ce cas aussi, malgré tout, elle aurait pu lui proposer d'en parler, s'il le désirait. Il m'arrive souvent de dire que la femme est la thérapeute du mari !

De son côté, Pierre aussi est responsable de n'avoir rien fait pour éviter ce malentendu : il aurait pu faire part de sa contrariété ou, tout simplement, demander à Sophie de mettre les fleurs dans le salon.

Lorsque nous aimons réellement, nous devons nous arranger pour ne pas avoir trop de choses à reprocher à notre partenaire, et non quasiment ressentir du plaisir à pouvoir se plaindre et lui faire des reproches.

Comme si, quelque part, Pierre était *content* d'avoir un prétexte pour se plaindre de Sophie ! Ce genre de comportement peut aller jusqu'à la victimisation.

Le pire de la relation est d'en arriver au stade où l'on guette le moindre faux pas de l'autre pour alimenter la complainte. C'est une certitude que l'homme et la femme viennent de deux planètes différentes, avec des sensibilités différentes, des priorités différentes, des raisonnements différents.

Mais, en réalité, dans chaque homme existe une part de féminité, et vice versa. L'homme peut utiliser sa partie féminine pour tenter de comprendre la femme, et réciproquement.

Le surmenage, le peu de temps consacré, et paradoxalement la multiplication des moyens de communication rendent d'autant plus difficile cette communication.

Il y a également le problème de la subjectivité de l'interprétation. Comme le rapporte le célèbre adage : « Chacun voit midi à sa porte ! »

À ce sujet, en France, lorsque vous donnez rendez-vous à 9 heures, cela signifie rendez-vous à 9 heures. Mais,

dans certaines cultures, lorsqu'on vous fixe rendez-vous à 9 heures, cela signifie « à partir de 9 heures ! »

L'interprétation dépend notamment de la connaissance (culture, éducation, expériences, formations) et de la projection (ce que l'on désire ou souhaite voir). Chacun a sa vision des choses, et sa propre échelle de valeurs. Mais, surtout aussi, chacun a ses attentes, et ce sont d'ailleurs ces attentes qui peuvent déformer sa vision de la réalité.

> Charlotte reproche à David :
> « Pourquoi vous, les hommes, vous ne racontez rien le soir en rentrant ? Vos difficultés au travail, vos soucis personnels, etc. »
> David, de répondre :
> « Mais, justement, pour ne pas vous charger de nos problèmes, et vous angoisser inutilement avec nos soucis ! »
> Charlotte :
> « Oui, mais, du coup, nous les filles, on se sent inférieures, car on a le sentiment d'avoir des handicaps que vous n'avez pas. »
> David :
> « Mais, justement, parce que vous exigez de nous d'être toujours parfaits pour nous admirer. Dans le cas contraire, où on révèle nos failles, vous risquez de nous mésestimer, voire de nous désaimer ! »

Finalement, ce que l'un perçoit comme un non-amour est, en fait, l'expression de l'amour de l'autre. D'où l'importance de la transparence et de la confiance qui transcendent les faits et les actes. Si je crois en une personne, j'interprète positivement ce qu'elle dit et ce qu'elle fait. Et je l'aide à exprimer ses difficultés, sans la juger.

Si vous souhaitez être compris, évitez d'être agressif, en vous souvenant que le piège du conflit est de diaboliser

l'autre parce qu'on le voit à travers un prisme « inversant » l'image qu'on se fait de lui.

Les opportunités de rencontres : il est « techniquement » plus facile d'être infidèle

(Je fais, ici, allusion aux « rencontres » sans lendemain pour une aventure ; contrairement aux rencontres « sérieuses » qui sont, elles, malheureusement plus difficiles.)

Les rencontres dans le contexte professionnel, les moyens de transport, le portable, Internet, les réseaux sociaux et la libération des mœurs rendent l'accès à la drague plus facile, quand bien même on me répondrait : « Mais, si on veut réellement rester fidèle, on résiste. »

Des sites Internet y sont consacrés, que ce soit pour trouver un amant, une maîtresse ou même pour se construire un alibi !

Natacha, une patiente mariée, me confia : « Je dois vous dire que, lorsque j'ai décidé de m'occuper de moi, j'ai entrepris en même temps plusieurs démarches : celle d'entamer une thérapie, commencer le sport, mais je me suis aussi inscrite sur un site de rencontres dont j'ai vu la publicité dans le métro [que je préfère ne pas nommer pour éviter de lui faire de la pub]. »

Évidemment, c'est incohérent et c'est là toute la difficulté actuelle : on change de définitions, et les problèmes disparaissent. En l'occurrence, ici : « s'occuper de soi » = prendre un amant !

Cela me rappelle la réponse stupide d'un politique (mais lui paraissait convaincu de son génie), lors de l'interdiction de la publicité sur les alcools qui risquait de diminuer considérablement la vente du vin en France. La solution qu'il a

trouvée était de suggérer qu'il suffit de considérer que le vin n'est pas un alcool, et le tour est joué !

Autre exemple de déviation de la définition originelle : dans *Star Wars*, Dark Sidious, maître du Mal, veut convaincre le jeune Anakin de le rejoindre dans son combat. Pour ce faire, il lui explique que c'est pour faire régner la « paix » qu'il faut exterminer les autres Jedi qui complotent contre lui et cherchent à déstabiliser l'univers ! Drôle de vision de la paix ! Faire le *bien* en faisant le *mal*.

Exactement comme les djihadistes qui considèrent comme mécréants tous ceux qui n'adhèrent pas au djihad.

C'est la raison pour laquelle mon professeur de français nous conseillait de toujours redéfinir les mots avant de se lancer dans un débat ou une réflexion, afin de ne pas se méprendre sur ce dont on parle et éviter les quiproquos.

Ainsi, à partir de quand est-on infidèle ? Et, qu'est-ce qu'être infidèle ? Est-ce qu'entretenir une relation virtuelle sur un réseau social, même sans jamais se rencontrer, est une forme d'infidélité ? Et, est-ce qu'être infidèle est forcément une mauvaise chose ? Je suis tombé, un jour, sur un article d'un pseudo-thérapeute du couple qui conseillait l'infidélité comme traitement du couple ! Tout devient une question de définition !

Ce n'est pas raisonnable, car tous les couples, à un moment ou un autre, traversent des zones de turbulence. Pendant cette période précaire, les partenaires sont vulnérables à l'infidélité, et les prédateurs qui savent repérer leur fragilité rôdent autour et ne demandent qu'à les faire tomber.

Ce fut le cas de Stefan, quand il s'est senti délaissé par sa femme, traumatisée par une fausse couche. L'ambiance à la maison était triste, et il se confiait à son assistante, jeune et célibataire. Pendant ce temps, son épouse avait tellement de peine qu'elle n'a pas pensé que son mari, aussi, en souffrait.

Le danger, lorsqu'on est confronté à notre douleur, c'est d'être aveuglé et de ne pas voir la souffrance de nos proches. Elle était si convaincue de l'amour de son mari, qu'elle ne l'aurait jamais imaginé capable de la tromper. Pourtant, la confidence avec sa collègue s'est transformée en rapprochement, et puis le scénario classique, il a glissé… Puis, plutôt que reconnaître que c'était une erreur, il a préféré imaginer que c'était une histoire d'amour. Mais il réalise vite que ce n'était qu'un leurre. Entre-temps, sa femme, qui voulait au début le récupérer, a changé d'avis, considérant qu'elle n'est pas un objet avec lequel il peut jouer à sa guise et décider avec laquelle il veut être. « Alors, quand il en a marre de moi, il va vers elle ; et quand il s'ennuie avec elle, il revient vers moi ? Ça n'a pas de sens », dit-elle.

L'infidélité, c'est comme le premier verre d'alcool : le plus difficile, c'est le premier. Le deuxième, c'est encore un peu difficile. Le troisième, c'est déjà une habitude ! Il vaut mieux agir en amont qu'en aval.

Il est plus « facile » de tuer une personne que vous haïssez à un moment où vous avez un pistolet chargé à la main que si vous n'avez pas d'arme à votre disposition. Auparavant, il faut obtenir l'autorisation de port d'arme, puis se la procurer, trouver où habite cette personne, charger l'arme, monter les escaliers, sonner à sa porte… À chaque étape franchie, on peut encore revenir en arrière, mais c'est de plus en plus difficile. Chaque étape nous rapproche de l'acte, mais pas seulement : elle nous y prépare mentalement, jusqu'à spolier notre esprit critique et notre libre arbitre. Si on ne prend pas garde, on est aspiré dans une inexorable spirale, convaincu que l'on n'a plus le choix.

Chaque couple, à un moment donné de son histoire, traverse une tempête, et il suffit que l'opportunité se présente pendant cette période de fragilité, pour *craquer*.

— Pour faire une « bonne » action, comme se réconcilier ou dire « Je t'aime », il faut être prompt et rapide, sans se poser trop de questions. Sinon, on hésite et on ne fait rien. Tandis qu'il faut être lent, « lourd », et reporter à demain et à après-demain un projet néfaste, comme se disputer, insulter, frapper, être infidèle… —

La jalousie, à bonne dose, est nécessaire pour protéger la relation. Plus que permis, c'est un devoir de protéger son couple. À forte dose, en revanche, la jalousie devient insupportable, voire pathologique. Elle risque même d'être inductrice et pousser le partenaire à vous tromper, ne serait-ce que pour la justifier.

De même qu'un peu de sel et de poivre (sans excès) relève le goût d'un bon jus de tomate, les hommes en général adorent, même quand ils s'en plaignent, les femmes qui font des manières et des « chichis » (sans exagérer, bien sûr). *Chieuse,* oui ; mais *chiante,* non !

Le culte de l'infidélité, ou la définition perverse de la passion amoureuse

Une étude d'Albion College (Michigan, États-Unis) conclut : plus on croit aux représentations télévisées de la vie de couple, moins on s'investit dans sa propre vie de couple. Les sujets qui croyaient aux histoires romantiques à la télévision étaient davantage séduits par les alternatives, par exemple redevenir célibataires. Ils pensaient aussi que la vie de couple dans le monde réel empiétait davantage sur leurs libertés personnelles et leur temps libre, et remarquaient plus volontiers les défauts de leurs partenaires. Jeremy Osborn, auteur de l'étude, résume : « Nous vivons dans une société qui s'immerge en permanence dans les

images de la télévision et d'Internet, mais la plupart des gens n'ont aucune idée de l'impact qu'elles ont sur eux. »

À en croire certains débats télévisés ou films de fiction, l'amour vrai et la passion ne sont réellement possibles que dans la relation adultérine. Comme si l'infidélité, ou par extension la transgression, était le seul chemin qui mène au nirvana. Le plaisir n'existerait que dans l'interdit. La fidélité étant présentée comme une attitude passéiste et monotone.

Mieux (ou pire, selon les opinions), un magazine féminin *(Marie Claire)*, avait consacré un article au titre racoleur : « Des amants pour sauver le couple. » Ce qui signifierait non pas que l'infidélité soit la maladie du couple, mais le traitement de cette maladie !

Je pourrais aussi citer le magazine *Jalouse,* avec un article intitulé : « Adultère, mode d'emploi. »

Or, indépendamment de tout esprit de morale « judéo-chrétienne », l'infidélité, au-delà du manque de respect à l'égard de l'autre et de la relation de couple, entraîne automatiquement un désinvestissement et une distorsion encore plus grande de la perception du partenaire. Soudain, il apparaît, à vos yeux, moins drôle que l'amant, moins beau, moins attentionné…

*Je me souviens d'une patiente qui, bizarrement, souhaitait obtenir ma permission pour tromper son mari. Elle m'a expliqué ne l'avoir jamais fait, mais, curieuse, elle voulait seulement ouvrir une parenthèse pour « savoir ce que c'est ». Je lui ai répondu que sa vie lui appartenait, et que ma fonction n'était pas de faire la morale, d'interdire ou d'autoriser. En revanche, je peux me permettre de signaler les incohérences, et d'accompagner le patient dans sa réflexion personnelle, pour faire des choix adaptés. Dans la mesure où elle m'en a parlé, c'est qu'*a priori *elle attendait de moi que je la raisonne. Ce collègue de travail commençait à prendre beaucoup de*

place et, évidemment, se présentait comme un ami qui se souciait de ses problèmes. Ainsi, progressivement, il suscitait son admiration, au détriment de son compagnon. «Lui, au moins, me dit-elle, sait faire des surprises!» Je lui ai alors rappelé les surprises, nombreuses, que son mari lui avait faites peu de temps auparavant pour son anniversaire et en d'autres occasions, son humour, ses attentions… Elle avait tout occulté. C'était éclipsé par l'arrivée dans sa vie de ce «passant». Évidemment, elle était convaincue d'être amoureuse de cet homme qui, après analyse, se révéla pourtant interchangeable! (Puisque cela pouvait être un autre.)

L'infidélité serait le traitement de la monotonie du couple et source du bonheur?

Bien au contraire, la passion amoureuse ultime ne peut être ressentie qu'au sein d'une relation vraie et construite. Tandis que la passion ressentie dans l'infidélité n'est qu'illusion. C'est résoudre un problème par un autre problème.

En réalité, nous voulons croire au scénario de cette rencontre miraculeuse, mais il suffit de gratter un peu pour nous rendre compte que l'on se ment. C'est juste pour calmer notre conscience, et justifier notre acte en donnant une allure romantique à ce qui s'avère, *in fine*, être une simple histoire de sexe. La sagesse est d'être *léger* pour faire quelque chose de bien, et *lourd* lorsqu'il s'agit de faire une bêtise.

De plus, rien n'interdit à l'homme de considérer sa femme comme sa maîtresse, et la femme de considérer son homme comme son amant.

Le film *Amour & Amnésie,* de Peter Segal, raconte l'histoire d'un *serial dragueur* tombé sous le charme d'une jeune fille ignorant qu'elle souffre d'amnésie rétrograde. Elle oublie, la nuit, ce qui s'est passé le jour. Ainsi, il doit, chaque jour, la courtiser et imaginer un nouveau scénario

pour la «faire craquer». En fait, c'est l'histoire de nombreux couples qui finissent par oublier leur amour et leur passion et ont besoin de se renouveler régulièrement pour s'apprécier de nouveau.

Le couple n'est pas quelque chose de figé, mais quelque chose qui se construit, se reconstruit, tous les jours. C'est une structure évolutive qui se renouvelle.

Chaque jour est un nouveau jour. Il faut évoluer avec son partenaire. L'amour se décline autrement avec le temps.

Le parti pris proféministe des médias

Comme dans les autres domaines, certains médias se nourrissent de scandales et de conflits. Les favoriser, c'est vendre plus de papier. Des scientifiques ont constaté que, malheureusement, les gens sont plus intéressés par les mauvaises nouvelles que par les bonnes.

L'excès de syndicalisme, de revendications, à trop mettre l'accent sur les droits et non sur les devoirs, peut créer une mauvaise atmosphère au sein de l'entreprise et ainsi gêner sa bonne gestion et son développement. De même, l'excès de féminisme par la diabolisation de l'homme peut nuire, en opposant de manière quasi automatique l'homme à la femme avec, comme seule relation possible, la relation conflictuelle construite sur un rapport de force.

Une étude a montré que nombreuses sont les étudiantes préparant un diplôme universitaire sur la «femme» (comprenez «la défense de la femme») qui ont divorcé ou renoncé définitivement au mariage. D'autres ont décidé d'avoir un seul enfant tout au plus, avec un géniteur qu'elles

vont ensuite évincer, enfant qu'elles élèveront donc seules. « Nous n'avons pas besoin des hommes », déclarent-elles !

Pour certaines, se marier est assimilé à un acte de soumission. Quant à la femme au foyer, c'est une image perçue comme rétrograde et primitive. Pourtant, c'est un projet noble que de s'investir dans la réussite de sa famille.

Au-delà de montrer les différences entre l'homme et la femme, ces études dressent les femmes contre les hommes. Tout effort demandé par le mari est interprété comme une concession ou un acte de soumission à l'homme.

Or, il est certain que les droits de l'ouvrier, comme ceux de la femme, étaient ou sont encore, parfois et à certains endroits, bafoués. Cependant, il faut à un moment cesser la lutte, ou du moins en changer le ton. Certaines femmes sont déjà conscientes que le courant féministe leur a causé du tort.

La femme moderne a tendance à vouloir trop s'affirmer et à mettre en avant son *pouvoir*. Elle se sent obligée d'exprimer son *insoumission*.

Cette prépondérance peut « castrer » l'homme ou le faire fuir. Il ne trouve plus sa place et ne sait plus quelle est sa fonction ni sa raison d'être.

Cela concerne notamment la galanterie qui, par définition, ne peut se réaliser que dans un rapport à un être supposé délicat. Or, à trop se *masculiniser,* la femme perd de sa finesse et de sa *délicatesse*. Il serait bon de rendre à l'homme ce qui est à l'homme, et à la femme ce qui est à la femme !

Il n'est pas toujours nécessaire de se mettre en avant pour s'affirmer. Lorsque nous sommes convaincus de nos valeurs intrinsèques et de ce que nous sommes, nous ne nous sentons pas obligés de prouver quoi que ce soit, ni de nous mettre en avant. Il y a une différence entre exister

et militer. La beauté de la femme est dans cette fragilité apparente qui, paradoxalement, est la source de sa force.

Nous savons tous qu'en réalité la femme est le sexe fort. Les femmes sont plus résistantes à la douleur, vivent plus longtemps, supportent mieux les difficultés au quotidien, etc. Pour preuve, la Nature les a choisies pour être enceintes : un homme avorterait au bout de vingt-quatre heures maximum ! Il serait incapable de supporter une grossesse pendant neuf mois avec les nausées, le lumbago, la fatigue, travailler en même temps, s'occuper de la maison, et accoucher même sans douleur aujourd'hui ! On se moque de nous quand on nous raconte que le sexe fort, c'est l'homme. Pourtant, la sagesse serait, lorsque cela est nécessaire, de donner à l'homme l'illusion que c'est lui le « maître » capable de vous protéger et qu'il sert encore à quelque chose.

C'est ce que j'appelle, vulgairement, « faire la blonde » ! Cela consiste à donner le sentiment à l'homme qu'il est drôle, passionnant, génial, que c'est grâce à lui que vous avez découvert plein de choses. Un article dans *Glamour* va jusqu'à conseiller aux femmes qui désirent plaire à l'homme de jouer l'idiote, mais juste, parfois, montrer que vous êtes une manipulatrice !

Louis de Funès (alias « Monsieur Pivert »), dans le film Rabbi Jacob, répond à son épouse qui lui demande au téléphone pourquoi il est parti avec une autre femme : « Mais parce qu'elle est douce avec moi, elle est gentille, elle me trouve beau, et elle dit que je mesure 1,80 m [alors qu'il fait 1,50 m !]. »

Au lieu de le casser, il faut au contraire l'encourager et s'enthousiasmer quand il fait preuve d'élégance ou de gentillesse. Comme le sketch de Gad Elmaleh du mari qui vient de fixer une étagère et qui attend des applaudissements de

sa femme. « Alors ? C'est qui le meilleur ? » lui demande-t-il, tout fier. Pourtant, ce sont les femmes que l'on devrait féliciter en permanence pour tout ce qu'elles font.

Tandis qu'elles se dévouent naturellement, les hommes attendent des encouragements et des remerciements pour chaque effort, même le plus minime.

« Ma femme, c'est à la fois le ministre des Finances, le ministre des Affaires étrangères, le ministre de l'Intérieur, mais elle arrive à me faire croire que je suis le Premier ministre ! » ☺

— Arthur (humoriste)

♥ Est-ce mieux, depuis que les femmes travaillent ?

Jusque dans les années 1950, il était fréquent qu'une femme ait le métier le plus difficile, mais le plus beau, le plus noble des métiers : mère au foyer. Un métier souvent peu reconnu !

Aujourd'hui, parce qu'un salaire ne suffit généralement plus à entretenir une famille, parce que les femmes revendiquent leur droit au travail, leur réalisation personnelle et leur indépendance, les mères travaillent à plein temps, en plus de s'occuper de leur foyer, de l'intendance de la maison, de l'éducation des enfants (et de leur mari). Elles ne peuvent donc plus s'en occuper avec autant de patience.

Il est sûr que cette évolution de la société constitue une révolution dans l'éducation des enfants et du rapport au mari, et engendre des conséquences parfois néfastes auprès des enfants et du couple parental. Le fait que les deux travaillent et rentrent épuisés et tendus après leur dure journée n'arrange pas les choses.

À cette tension s'ajoutent les opportunités au travail, les dîners « professionnels », et les amitiés du collègue qui écoute les difficultés que traverse le couple. « Ce n'est qu'un ami. » Oui, mais c'est encore plus dangereux, parce qu'on ne se méfie pas, et les systèmes de défense sont annulés par cette confiance. C'est ainsi que, sournoisement, le loup pénètre dans la bergerie. Tous les couples traversent des moments difficiles, où il est alors plus facile pour le « prédateur » d'attaquer.

Par cette réflexion, je ne remets pas en question le fait que les femmes travaillent ; je ne fais que décrire les difficultés engendrées.

Cela étant, sauf exception comme dans le cas d'une famille nombreuse, j'encourage plutôt la femme à travailler. En effet, j'ai constaté que, lorsqu'elle ne travaille pas – même lorsque cela a été décidé d'un commun accord –, l'homme est « tenté » de lui manquer de respect, de la rabaisser, de la dénigrer dans sa fonction et sa contribution. Parfois, il peut utiliser cette dépendance pour mieux la maîtriser, ce qui est un abus de pouvoir. En stratégie militaire, ce qui maintient la paix entre deux pays, c'est de se savoir de force égale. Le déséquilibre des forces rend la guerre « possible ». C'est malheureux, mais c'est ainsi : il existe des hommes qui savent naturellement se « retenir », quand d'autres ont besoin d'être contenus.

L'idéal serait peut-être que l'épouse travaille à temps partiel afin de se réaliser, d'avoir une certaine indépendance et d'être en capacité de participer aux frais du foyer. Cela laisserait du temps pour se consacrer à une famille qui demande beaucoup de créativité, de générosité et d'énergie. À chacun d'en décider.

2 Le fait que les nouveaux couples soient de plus en plus constitués de personnes issues de familles instables ou divorcées induit une fragilité

Comment parler à sa femme avec douceur et respect lorsqu'on a vu son père crier, mépriser, insulter sa mère ?

Si les enfants nés de famille instable ou ayant eu des parents divorcés ne prennent pas de la distance avec l'histoire de leurs parents, ils partent avec un handicap *conceptuel* de ce qu'est le couple ou de ce que signifie « aimer l'autre ». Ils ont une image négative du couple et de la famille, et risquent de reproduire le modèle parental.

Ils n'ont du couple que l'image désastreuse de deux êtres supposés adultes qui passent leur temps à s'insulter, à se tromper, à se faire la tête, et à fuir leur responsabilité... Ils peuvent avoir de la relation du couple l'image d'une situation castratrice, privant de liberté, faite de devoirs et dépourvue de plaisir.

Nous charrions derrière nous notre passé. Lorsqu'il a été épanouissant, il nous aide. Dans le cas contraire, il est vital de prendre du recul par rapport à ses parents, comprendre

qu'ils ne sont pas des dieux, mais pas des diables non plus. Ce sont seulement des humains, avec leurs failles. Il est nécessaire d'intégrer que mon père c'est mon père, ma mère c'est ma mère, mais moi c'est moi ! J'ai la possibilité d'écrire mon histoire à ma manière.

« Notre volonté dessine les lignes de la main », affirme un dicton populaire. Nous écrivons, pour une large part, notre histoire, et c'est à nous qu'il appartient de décider de notre destin et d'en définir les contours.

Lorsque, autour de nous, n'existent que des couples déchirés qui se haïssent, qui se méprisent ou qui font semblant, cela n'encourage guère à se marier ou à fonder un foyer. Il est possible aussi, pour compenser, que l'on souhaite au contraire construire un couple solide.

Car même s'ils sont devenus minoritaires, je vous assure qu'il existe des couples épanouis qui s'aiment et qui s'entendent ! C'est d'eux qu'il faut s'inspirer.

Vous pouvez en faire de même. Votre destin vous appartient !

3 Gérer et digérer ses ruptures

Apprendre à digérer ses ruptures

Maintes fois dans notre histoire, nous avons été amenés à vivre des ruptures qui nous ont parfois fortement traumatisés.

> Il est important de bien *digérer* les ruptures, pour ne pas faire subir au suivant ce que l'on aurait voulu faire payer au précédent ! Cela permet aussi de ne pas *confondre les dossiers*. Mais, aussi et surtout, la rupture avec l'autre renvoie à la rupture avec soi et peut induire un mal-être néfaste pour la réussite de notre nouvelle ou future histoire.

Il est plus aisé de passer à une autre histoire lorsque la précédente a été finie, classée et non interrompue de manière prématurée comme une fausse couche, laissant un goût d'inachevé.

Quand bien même la séparation apparaîtrait comme inévitable et incontournable, décidée par les deux parties,

elle reste difficile à vivre parce qu'elle nous coupe du passé et nous donne le sentiment de retour à l'inexistence, au néant… Comment être sans avoir été ? Le chiffre 3 peut-il prétendre exister sans le chiffre 2 ?

Quand la séparation est brutale et inattendue, elle est encore plus douloureuse. Le deuil est alors difficile à assumer ; la page, impossible à tourner.

« Il fait une grave dépression depuis que sa femme l'a quitté ! » ou encore « Depuis, il s'est mis à boire et il est au chômage », entend-on parfois dire.

La rupture dérange parce qu'elle est vécue comme injuste et illégitime, assimilée à une trahison, à une déception. Elle remet en question notre confiance en nous et en l'autre, en la réalité de l'amour, notre mode de vie, notre personnalité, notre vision de l'autre. Elle a l'effet d'un couperet de guillotine, et donne un sentiment d'irréversibilité, d'être coincé dans une route sans issue.

Il est important d'essayer de comprendre la rupture lorsqu'on peut la comprendre, mais sans oublier que tout n'est pas explicable, et tout n'est pas à expliquer. Elle doit être acceptée ou, à défaut, être admise.

Sinon, on se retrouve avec le regard fixé sur le passé, marchant devant en regardant derrière, incapable de s'investir réellement dans un projet d'avenir, cherchant absolument une raison à cette rupture, à cet échec. On habite dans le présent, tout en restant dans le passé.

C'est d'autant plus vrai lorsqu'il s'agit de personnes qui manquent de confiance en elles, et qui ont tendance à associer rupture avec « Tu ne mérites pas d'être aimé ! » ou « Tu n'es qu'un objet pouvant servir un certain temps, mais c'est tout ! »

La rupture renvoie à sa propre angoisse personnelle. La personne croit entendre la voix de sa mère qui lui dit : « Mais qui pourrait supporter ton sale caractère ? Tu ne te marieras jamais ! »
Avis à qui décide de rompre : veillez à être un peu plus délicat avec la personne que vous avez, malgré tout, aimée un temps ! C'est peu, mais cela fait beaucoup. Certes, il faut faire preuve d'un minimum d'humanité et de compassion, mais en évitant l'ambiguïté qui risque de nourrir un espoir vain et lui faire perdre son temps.
Avis aussi aux parents qui inculquent à leurs enfants l'idée qu'ils sont insupportables et auront du mal à se faire aimer. Rien n'est pire que d'avoir le sentiment d'être indigne d'amour, de ne pas être « aimable ».

Il est utile de se remettre en question à la suite d'une rupture. Il ne s'agit pas non plus de tout remettre en question et de se déstabiliser, mais peut-être avons-nous été plus mauvais que nous ne le pensions... Il est intéressant de se corriger de manière générale, d'évoluer, de changer en devenant plus courtois et plus respectueux, plus indulgent ou plus compréhensif. Bref, de chercher à se bonifier...

Mais, parfois, il n'existe aucun problème particulier. Disons que le degré de compatibilité et d'affinité est devenu médiocre, parce que les partenaires sont de natures trop différentes (comme l'huile et l'eau qui ne peuvent pas se mélanger) ou qu'avec le temps ils ont évolué différemment, empruntant deux chemins opposés.

La séparation n'est pas une rupture, mais une fin

Lorsque nous demandons à un réalisateur de cinéma qui vient de terminer un film « Et maintenant ? », il répond généralement « Je réfléchis au prochain ! »

Rupture est synonyme de « fin ». Il s'agit de la fin d'une histoire, mais qui porte en elle le germe d'une nouvelle histoire, d'une autre étape.

Chaque histoire nous a, malgré tout, apporté une part de bonheur, et nous a fait grandir pour nous amener enfin à la fameuse grande histoire…

Le film *Quand Harry rencontre Sally* raconte l'histoire d'un garçon et d'une fille qui se croisent plusieurs fois dans leur vie sans se rencontrer, parce que sans sympathie l'un pour l'autre (Sally est trop vaniteuse, et Harry trop dragueur). Jusqu'à ce que chacun de son côté vive une rupture qui le transforme et lui apprenne à devenir plus authentique. C'est alors qu'ils *se reconnaissent* et filent le parfait grand amour. Finalement, à la question « Quand Harry rencontre Sally ? », la réponse est : « Quand Harry rencontre Sally ! » C'est grâce à la rupture que chacun a vécue de son côté qu'ils ont mûri et sont devenus eux-mêmes. Comme si, auparavant, chacun jouait le rôle d'un personnage qu'il n'est pas. Tant qu'il en était ainsi, ils ne pouvaient pas *se reconnaître* comme faisant partie de l'histoire de l'autre. Lorsqu'enfin « Harry » est devenu Harry (le vrai, celui qui ne joue pas la comédie) et que « Sally » est devenue Sally (la généreuse, et non la prétentieuse) advient alors le fait incontournable : Harry rencontre Sally. Ils s'identifient comme étant « âmes sœurs ».

Ce n'est que par la maturation de soi et en devenant soi-même que l'on va à la rencontre de son destin – c'est vrai en amour comme pour le reste –, selon le même principe que « Lorsque l'élève est prêt, le maître apparaît ! » L'important ce n'est pas le maître, mais l'élève ! Si je me mets dans une posture d'élève, dans une disposition de vouloir apprendre, recevoir, alors le maître apparaît – la vie au quotidien regorge d'enseignements. Pour voir, s'il suffit d'ouvrir les yeux, il faut aussi se préparer à voir, et décider de ce que l'on veut voir !

Mon père, qui est commerçant, rassure en disant : « Lorsqu'on rate une affaire, c'est qu'il y en a une meilleure qui nous attend ! »

Toutes les douleurs, lorsqu'elles sont sublimées, peuvent être un tremplin vers le bonheur !

C'est paradoxal, mais ce sont les séparations qui nous rendent adultes. Il apparaît qu'elles sont parfois nécessaires. Mais c'est en soi qu'il faut puiser sa force, et non exclusivement dans le regard de l'autre, car, de toutes les ruptures, la pire est la rupture avec soi-même.

❤ La rupture avec soi-même

Certes, dans tous les cas, la rupture est difficile, mais, lorsque la douleur est disproportionnée et prend l'allure d'une dépression, plus que d'une rupture avec l'autre, il s'agit d'une rupture avec soi-même. La personne a pris l'habitude de ne se voir exclusivement que dans le regard de l'autre. Le départ de cet intermédiaire fait que, d'une certaine manière, elle ne se regarde plus, puisqu'elle

ne se regardait que dans les yeux de l'autre. L'autre servait de trait d'union entre soi et soi.

Plus notre regard personnel est déficitaire, plus nous recherchons le regard de l'autre pour combler ce déficit. Dans ce cas, plus que du besoin de l'autre, il s'agit d'un besoin de regard.

Ce que je retiens de la mort tragique de Marilyn Monroe, c'est la photo de son corps étendu sur le lit, et sa main tendue vers le téléphone, comme espérant un appel qui pourrait la sauver. Son besoin permanent de séduire, de se sentir regardée, désirée n'a fait qu'entretenir sa fragilité. Elle cherchait dehors ce qu'il fallait chercher dedans. Elle était très entourée, et pourtant très seule. Pour se sentir exister, il lui fallait en permanence susciter l'intérêt des autres.

Dans ce sens, il est intéressant d'entendre le lapsus de Golda, une patiente qui, en parlant de son couple, traduit son sentiment de solitude : « Lorsqu'on est ensemble tout seuls, je m'ennuie ! »

Il faut rester solidaire de soi

Quelles que soient les circonstances, il faut rester solidaire de soi. S'accepter et accepter son histoire est la condition première pour construire sa vie.

C'est parce que je m'aime que, peut-être, les autres m'aimeront.

Comment demander à l'autre de m'aimer, si moi-même je ne m'aime pas !

De toute manière, ce n'est sûrement pas en donnant l'image du martyr qui souffre et qui se laisse mourir que vous risquez de faire revenir votre partenaire. De plus, si vous n'êtes pas fait-e pour elle/lui, c'est qu'elle/il n'est pas fait·e pour vous non plus.

Une rupture ne doit pas m'empêcher d'espérer rencontrer le grand amour, parce que j'ai gardé en mémoire un arrière-goût amer. Chaque histoire est différente. Chaque personne est différente. Échec, ce n'est pas échec et mat !

Une personnalité construite permet de prendre de la distance par rapport à l'événement vécu et à la définition que les autres se font de nous. Nous sommes plus vulnérables, lorsque nous ne savons pas qui nous sommes ni ce que nous voulons.

Devenir adulte, c'est posséder sa propre image de soi et être capable de décider ce qui est bon ou non pour soi.

La rupture est beaucoup plus difficile quand nous la subissons que lorsque nous la vivons. S'emmurer dans la passivité et l'immobilisme mène à l'angoisse et à la dépression. Il faut réagir, prendre des initiatives afin de se réapproprier la vie, compter sur soi avant de compter sur les autres. Si vous marchez sur un trottoir qui est « sale » et nauséabond, rien ni personne ne vous empêche de traverser la rue et d'aller de l'autre côté où c'est ensoleillé, bordé de fleurs et de jasmin. Votre vie vous appartient, à vous d'en faire quelque chose de beau !

4 Éviter les intermédiaires

Il faut être patient, lors d'un conflit.

Tout est réparable quand on est animé d'un bon sentiment et que notre but n'est autre que de préserver et sauver le couple. Il suffit d'adopter la transparence en étant sincère et en jouant cartes sur table plutôt que, par exemple, de rapporter à des proches les difficultés sexuelles de son compagnon. Cela ne va pas améliorer la situation, ça risque plutôt de l'aggraver, et en général les hommes, tout particulièrement, n'apprécient pas qu'on étale leur intimité.

Tout se discute et se négocie, mais face à face, directement, sans mauvaise foi, sans vulgarité ni agressivité.

Le but n'est pas d'avoir le dernier mot, mais d'apporter sa part de réflexion pour trouver la meilleure solution.

Exprimez clairement et justement votre *plainte* en évitant de passer par une *plate-bande* interposée, un intermédiaire comme l'enfant, le beau-frère, l'amie…

Telle cette mère qui prend à témoin son fils pour se plaindre de son père (non de son mari) qui, de son côté, fait de même, d'ailleurs : « Ta mère me fait souffrir ! Je n'en peux

plus. » Au passage, évitez de prendre à témoin vos enfants de vos soucis de couple. Ce n'est pas dans leur fonction ni leur possibilité. Idem pour les beaux-parents qui risquent de changer leur regard sur leur gendre ou leur belle-fille.

Ou encore cet homme qui trompe sa femme pour lui montrer son opposition et lui signifier son désaccord avec son comportement actuel.

C'est comme une personne en souffrance qui, au lieu de demander de l'aide en exprimant sa tristesse, agit de manière agressive. Ce qui rebute et éloigne encore plus son entourage, et ne fait qu'aggraver son mal-être.

D'une manière générale, évitez de vous exprimer par l'intermédiaire d'une tierce personne ou d'un mode de communication indirect comme l'infidélité, la migraine, l'alcoolisme, la toxicomanie, un comportement agressif…

Sinon, au lieu d'aborder les vrais sujets qui sont à l'origine de la discorde ou de la tension, vous risquez de vous focaliser sur des problèmes annexes qui ne sont pas la cause, mais les symptômes du malaise. On se retrouve alors devant des couples qui finissent par se parler ainsi : « Je ne peux pas, ce soir, j'ai la migraine ! » Et l'autre de surenchérir : « Et moi, je suis épuisé par le travail et je souffre terriblement du dos ! »… Lors d'un conflit, vous n'avez pas besoin de dire « Tu es nerveux comme ton père ! », contentez-vous simplement de : « Tu es nerveux ! »

Sinon, vous risquez de recevoir comme réponse : « Et toi, tu as vu ta mère ? » Ce à quoi vous vous empresserez de répondre : « Ma mère ? Qu'est-ce qu'elle a, ma mère ? Je t'interdis de parler de ma mère ! »

Et c'est parti ! On parlera de tout, sauf du sujet en question (ici, c'était la nervosité).

— Au passage, évitez de critiquer les beaux-parents. Même si vous répétiez mot à mot ce que votre partenaire a dit, il vous répondra qu'il en a le droit, mais pas vous ! —
Cependant, je reste responsable de ce que je dis, mais pas de ce que l'autre comprend. Néanmoins, il nous revient d'être précis dans notre discours, en évitant l'ambiguïté et en tenant compte de la personnalité et de la sensibilité de la personne d'en face. Ce n'est pas toujours simple, j'en conviens. Quand bien même imparfait, le mode de communication le plus adapté reste la parole, à condition de savoir en user.

Alors, parlez, au lieu de faire la tête ou d'utiliser des plates-bandes pour dire ce que vous avez à dire ! La plus belle des femmes devient laide lorsqu'elle « fait la tête » !

Quant aux « intermédiaires », on peut y faire appel s'il s'agit de personnes sages qui peuvent servir de médiateurs pour désamorcer un conflit devenu insoluble. Si un homme se retrouve au fond d'un puits, il a beau être riche et intelligent, il ne pourra pas s'en sortir si une personne de l'extérieur ne lui lance une corde ou une échelle ! La tierce personne est parfois nécessaire, voire incontournable.

5 Infidélité : tentations et vigilance

Peut-on continuer à entretenir une relation « amicale » avec son ex ? Déjeuner, dîner avec un/une collègue de bureau ? C'est au cas par cas, mais, sauf exception, je conseille d'éviter. Est-ce être infidèle que d'entretenir une relation virtuelle sur un réseau social comme Facebook ou WhatsApp ?

Je peux citer le cas d'un ami marié, contacté via Facebook par son ex de jeunesse. Lorsqu'il m'en a parlé, il m'a expliqué – comme pour se rassurer – que c'est juste de l'amitié : « D'ailleurs, elle est mariée elle aussi. » J'ai répondu que, justement, c'est le plus dangereux, car aucun système de « protection » n'est activé, et on risque de glisser. C'est malheureusement ce qui s'est passé, et les deux ont fini par divorcer. Bravo Facebook !

Est-ce que l'infidélité est un symptôme que cela ne va pas, ou la raison pour laquelle cela ne va pas ?

Si un homme est trompé par sa femme, il doit faire la guerre à l'amant ? À sa femme ? Ou à lui-même ?

Cela dépend, mais généralement c'est un peu aux trois.

À l'amant, d'avoir profité d'un moment de faiblesse et de précarité pour s'introduire dans son couple en manipulant une personne vulnérable.

À sa femme, pour avoir cherché une solution à l'extérieur avant de la chercher à l'intérieur.

À lui-même, pour n'avoir pas entretenu la relation ni avoir été plus présent, plus prévenant, plus doux ou moins agressif et humiliant ; pour avoir manqué de patience et ne pas avoir su protéger son couple.

Lorsqu'un enfant rencontre des difficultés scolaires parce qu'il passe trop de temps à jouer, la démarche doit être double : l'extraire de ses jeux vidéo et d'Internet, et à la fois le passionner pour l'apprentissage et l'école, l'enthousiasmer à avoir le plaisir de la connaissance et de l'apprentissage plus que celui de la futilité. Du moins, expliquer que la futilité passe après, et pas avant.
Ainsi, il faut se débrouiller pour que la vie à deux soit agréable, du moins pas toujours désagréable, se fixer régulièrement des moments de plaisir et de loisirs, mais surtout corriger l'atmosphère qui règne à la maison lorsqu'elle est trop étouffante ou austère. Si la vie à deux ou en famille se résume seulement à des devoirs et des astreintes, que l'on s'ennuie, on prend le risque que l'un des deux conjoints aille voir ailleurs. Lorsqu'on se met ensemble, c'est pour aller mieux, et non pire !

Comment réagir face à l'infidélité ?

Lorsqu'une femme (et vice versa) découvre qu'elle a été trompée, la réaction peut varier beaucoup de l'une à l'autre, de l'indifférence totale à la rigueur absolue.

Catherine Laborde va même jusqu'à parler de *La Douce Joie d'être trompée*[1]. Et quand on la taxe de « masochiste », elle répond que le masochisme serait de quitter la personne qu'on aime. Elle a même déclaré : « J'ai senti que l'amour était encore là même après la tromperie, et je l'ai vécu comme une richesse. La tromperie, c'est une épreuve de l'amour, pas un obstacle. » Elle poursuit quand même en précisant : « Le seul vrai risque, c'est que l'amour que j'ai pour lui s'en aille. Et ça, ça ne se commande pas. » Ses conseils pour garder un homme infidèle ? Ne pas chercher à se venger, et se faire confiance.

Je me souviens d'une émission de radio où l'homme confiait : « Moi, je suis honnête avec ma femme : quand je la trompe, je le lui dis. »

Ah, je n'ai pas bien compris : être honnête, c'est de le dire, ou de ne pas le faire ?

Il est évident que nous sommes là devant une vision libérale du couple.

À côté de cela, il existe des hommes et des femmes pour qui la moindre incartade signe l'arrêt de mort du couple. Raison pour laquelle certains se « débrouillent » pour ne pas la voir.

C'est le cas d'une patiente qui a trompé son mari en prétendant rendre visite à sa grand-mère alors qu'elle voyait son amant. Pourtant, s'il le souhaitait, son époux, étant un brillant scientifique, pouvait le deviner grâce aux nombreux indices dont il disposait. Mais il ne voyait rien ! (« N'est pire aveugle qui ne veut point voir », comme « N'est pire sourd qui ne veut point entendre ! »)

1. Catherine Laborde, *La Douce Joie d'être trompée*, Éditions Anne Carrière, 2007.

Selon cette patiente, dans la mesure où son mari était un homme intègre et strict, prendre officiellement connaissance de ses actes l'obligeait à sévir et à prendre une position qui ne pouvait que mener au divorce. Or, manifestement, il ne le souhaitait pas. La suite de l'histoire est que, déçue par ses amants et par sa propre ingratitude à l'égard d'un mari bon et généreux, elle a fini par comprendre qu'elle faisait le mauvais choix. Elle sacrifiait un homme qui l'aimait, pour des hommes qui l'exploitaient, et une histoire d'amour vraie pour des aventures sans lendemain, superficielles et virtuelles. Elle est devenue une épouse fidèle et amoureuse. À la question « Fallait-il raconter son infidélité ? », j'ai conseillé de ne pas confier ce secret. Car, s'il n'a rien vu, c'est qu'il ne voulait rien voir, et que cela ne pouvait que précipiter leur relation vers une rupture.

Cela étant, doit-on pardonner une infidélité ? C'est l'affaire de chacun, et je n'ai pas de conseil à donner. La douleur, c'est subjectif, on ne peut pas l'évaluer à la place des autres. Et chacun réagit selon sa propre échelle de valeurs et sa capacité à pardonner.

La reconstruction n'est pas toujours évidente, après l'infidélité. Elle demande beaucoup de patience (laisser le temps faire son travail de cicatrisation), de courage (renoncer et se remettre en question), de la persévérance (pour ne pas tout laisser tomber à la première difficulté), et surtout beaucoup d'amour pour mener à terme cette « résurrection ».

Pour la personne infidèle, il faut laisser tomber sa relation parallèle. Le prédateur (ou la prédatrice) n'est jamais loin et guette la moindre brèche, la moindre faille pour se faufiler de nouveau, en la relançant par des propos alléchants et séducteurs, tel le renard qui envoûte le corbeau dans la fable de La Fontaine, *Le Corbeau et le Renard*. Ce qui se révèle, dans certains cas très difficiles, analogue à un toxicomane

privé de sa drogue ! Cela exige un renoncement et de la résistance pour ne pas succomber. Mais c'est le prix à payer pour sauver son couple !

Pour la personne trompée, il faut avoir la grandeur d'âme de pardonner, comme si de rien n'était, mais également de se remettre en question afin que cela ne se reproduise plus. Qu'est-ce qui n'allait pas, ou plus ? L'atmosphère devenue irrespirable à la maison, trop de reproches systématiques poussent à la fuite. C'est dur et c'est long parfois. Mais, au bout du chemin, vous ressortirez grandis et plus unis, même si c'est cher payé.

Cela étant, l'infidélité n'a pas toujours le même sens et ne relève pas systématiquement du même processus. Elle peut être par envie, accidentelle, ou symptôme d'un mal-être profond. *A priori*, une infidélité par « déprime » est plus facile à pardonner, car c'est le mal-être qui a fait glisser, et non l'envie. Je n'approuve pas, je dis juste que c'est une circonstance atténuante.

♥ Comment expliquer l'infidélité ?

- Plus qu'une maladie du couple, c'est un problème de mode d'emploi du couple. Lorsque, par exemple, l'atmosphère à la maison est étouffante ou ennuyeuse, on prend des risques. Nous devons nous arranger pour faire en sorte qu'à la maison il règne une ambiance douce et sereine, qui attire plutôt qu'elle ne repousse. Une maison, c'est pour se ressourcer ; comme une station d'essence, c'est pour faire le plein ! Il existe des hommes et des femmes qui ont la tristesse sur le visage et éprouvent une difficulté à être heureux. Aznavour, dans une de ses chansons : « Comme ça, tu ressembles à ta mère, qu'a rien

pour inspirer l'amour. [...] Accroche un sourire à ta face, maquille ton cœur et ton corps. »

Dans le film Ce que pensent les hommes, *l'un des protagonistes trompe sa femme avec une fille sexy rencontrée au supermarché. Même s'il résiste, au début, il finit par craquer, quasiment «poussé» par son épouse – une femme rigoureuse, autoritaire, directive, rabat-joie et acariâtre, qui profite du moindre détail pour plomber l'ambiance et piquer une crise d'hystérie. Pourtant, elle est jolie, intelligente, élégante et raffinée. Mais elle fait tellement la tête, et si souvent, qu'elle en devient laide, repoussante et ne donne pas envie qu'on la prenne dans les bras, mais plutôt de claquer la porte de la maison et de partir, même si cela doit être pour travailler. Alors, bien évidemment, lorsqu'elle se rend compte que son mari la trompe, il a droit à une crise d'hystérie, mais elle perd de vue qu'elle a tout fait pour que ça arrive. Et, lorsqu'il essaye de la reconquérir, elle ne prend pas la peine de se remettre en question et de devenir plus agréable à vivre.*

Nous avons le « droit » d'être contrariés, mais pas en permanence, et pas pour des sujets mineurs. Je ne suis pas en train de justifier l'infidélité, et il est certain qu'avant de chercher dehors il faut chercher la solution à l'intérieur. Mais il ne faut jamais oublier que nous sommes souvent deux dans l'histoire.

- Les médias ont tendance à banaliser l'infidélité. Un article intitulé « Adultère, mode d'emploi » (magazine *Jalouse*), conseille, pour déculpabiliser, de se convaincre que notre partenaire aussi y pense et qu'il n'y peut rien, parce qu'« on a tous un gène d'infidélité. Les dérapages seraient biologiquement inévitables. Dans toutes les espèces animales connues, seules la crevette arlequin

et la sangsue sont complètement fidèles[2]. » De quoi calmer les consciences et légitimer l'infidélité !

Or, justement, quand bien même j'aurais une propension, une tendance, à me comporter d'une certaine manière, cela ne signifie pas que je ne puisse rien faire pour contrôler cette pulsion ou *cette tendance*. J'en aurai d'autant plus de mérite. Mais cela demande des efforts et des sacrifices. Et il est vrai que l'homme moderne ressent beaucoup de difficultés à se priver.
Nous avons perdu le sens du sacrifice – qu'il s'agisse de la famille, de la fratrie ou du couple.

À la question « Penses-tu qu'il est plus difficile d'être en couple aujourd'hui qu'il y a vingt ans ? », le comédien Manu Payet répond : « Peut-être qu'on est une génération qui accepte moins facilement de grandir, parce qu'on redoute un peu. Parfois, ceux qui ont envie de grandir ne savent pas non plus vraiment comment faire. »

- Il y a ceux qui ne peuvent pas se résoudre à s'attacher à une seule femme.

— Casanova ne pouvait se contenter d'une seule femme, parce qu'il prétendait les aimer toutes. Don Juan, quant à lui, n'aimait pas les femmes : son seul plaisir, pervers, était de les faire tomber en faute, notamment lorsqu'elles étaient vierges ou mariées.

2. Ceux qui s'intéressent aux animaux savent que cela est faux, car les loups, les gibbons, les vautours noirs, les aigles chauves, certaines antilopes, les gerbilles, les cygnes, les colombes, les albatros… ont un partenaire pour la vie. Ainsi que l'Inde ancienne l'enseignait, il faut savoir si l'on est de la nature du lapin, de la gazelle ou de l'éléphant, et épouser le ou la partenaire qui correspond à notre nature profonde.

Ces deux figures sont dans leur univers égoïste, égocentrique où l'autre ne représente qu'un objet pour assouvir son plaisir, directement ou indirectement. Qu'elle souffre importe peu ! Ce sont des caricatures, certes, mais nous devons néanmoins éviter de nous conduire ainsi, de près comme de loin. —

Souvent, l'homme se justifie avec l'explication du désir masculin indomptable qui s'impose à lui, et il ne sait pas pourquoi. Dans ce cas, messieurs, pensez à la peine occasionnée, et à l'idée qu'elle pourrait, elle aussi, vous tromper. Cela refroidira vos ardeurs.

Maryse Wolinski a rédigé une *Lettre ouverte aux hommes qui n'ont toujours rien compris aux femmes*[3], en réponse à la *Lettre ouverte à ma femme*[4] de son cher époux, le célèbre dessinateur Georges Wolinski (décédé dans l'horrible attentat terroriste de *Charlie Hebdo* en janvier 2015 à Paris). Quelles que soient leurs différences, ils se soutenaient dans leur entreprise, et éprouvaient une profonde tendresse l'un pour l'autre. Ils ont confié leur secret : « Si les couples se défont aussi vite aujourd'hui, c'est parce que les gens n'ont pas compris qu'un couple c'est comme une cathédrale. Il se construit une pierre après l'autre, et cela prend beaucoup de temps. »

Contrairement à certains idiots, qui se sentent obligés de *casser* leur partenaire en ajoutant la phrase qui tue : « C'est moi qui le connais. C'est moi qui vis avec ! », Georges comme Maryse se soutenaient même quand ils n'étaient pas d'accord sur des questions de fond. Concernant la tendresse,

3. Albin Michel, 2017.
4. Albin Michel, 1978.

par exemple, Georges considérait que « la tendresse tue l'amour ». Contrairement à Maryse pour qui :

« S'il y avait plus de tendresse sur Terre, le monde se porterait beaucoup mieux. »

Cependant, Georges confiait : « L'un des grands bonheurs de ma vie est de regarder mon épouse. Je ne me lasse jamais de l'observer. Dans la maison, elle est toujours très élégante. » À la question du journaliste de *Gala* : « Georges, si c'était à refaire, signeriez-vous pour quarante ans avec Maryse ? » Il répondit : « Évidemment ! Je ne peux pas me passer d'elle. »

L'infidélité n'a souvent rien à voir avec la personne trompée. C'est plutôt un problème personnel. Il est important de le savoir, car il existe des personnes trompées qui culpabilisent en se demandant ce qu'elles auraient dû faire pour l'éviter. Se remettre en question, oui. Se culpabiliser, non.

Il y a des hommes qui trompent pour exhiber leur maîtresse et prouver leur masculinité, allant parfois jusqu'à multiplier les conquêtes féminines pour prouver qu'ils sont dominateurs.

Cela étant, un de mes patients trompait sa femme non parce qu'il ne l'aimait pas ou n'était pas attiré par elle (tout le contraire : il l'aimait et avait très envie de sa femme), mais, tout simplement, car elle le repoussait systématiquement et qu'il ressentait le besoin de « vérifier si ça marche encore, cela fait si longtemps. Et aussi par besoin d'un contact charnel, de se sentir exister et regardé » (voir le chapitre « Le sentiment d'existence », p. 65).

Selon Maryse Vaillant, « les hommes sont terrifiés à l'idée de ne plus *bander*. Derrière cette peur, il y a celle de ne plus en avoir envie, de s'ennuyer, de mourir. Tromper,

c'est se réveiller, fuir l'ennui et la vacuité qui est en nous. Quand un homme aime sa femme, mais est infidèle, c'est souvent parce qu'il a peur que son désir soit trop apprivoisé dans le ronron du couple. » Le paradoxe est que ces messieurs voudraient que leur femme les croie fidèles, mais que leurs amis les voient comme de grands séducteurs.

Plus il y a de défaillances dans la construction de l'identité masculine, et plus, à la puberté, les copains et le discours de compétition masculine prennent de la place.

Comment, alors, éviter l'infidélité ?

- Quand un homme apprend à devenir lui-même, il peut devenir un homme fidèle et heureux.
  Ce sujet est développé dans le livre *Savoir (s')aimer*[5] dans lequel j'essaie de montrer que le bonheur ultime, c'est de devenir soi-même, être soi-même, maître de sa vie et non esclave de ses pulsions.
  Tromper, c'est se tromper. C'est faire mal. Mais c'est surtout, et avant tout, se faire du mal. Comme le vrai bonheur est d'être soi-même, la jouissance ultime est de se voir maître de sa vie et non esclave de ses désirs. Le mal que je me fais est largement plus grand que le mal que je fais à l'autre.
  « Le vrai succès, c'est d'être heureux », pense la chanteuse Melody Gardot, après son chemin de souffrance et de guérison. À la question pourquoi porte-t-elle des rubans à la cheville, elle répond : « Car chaque être humain est un cadeau. »

5. Jacob Azeroual, *Savoir (s')aimer*, Guy Trédaniel éditeur, 2019.

La technique que j'ai nommée « Félix Potin, on y revient ! » :
Deux moyens existent pour garder un partenaire : la culpabilisation (en se victimisant), ou la séduction.
Lorsqu'une mère juive veut que son fils bien-aimé lui rende visite, elle dispose de deux moyens :
1. La culpabilité.
« Mon fils, tu peux venir déjeuner avec ta mère ?
— Ah non, Maman, je suis désolé, je ne peux pas. Je suis occupé.
— D'accord, mon fils, tu as oublié que tu avais une mère. Tu laisses ta vieille mère toute seule, tu m'abandonnes. Le docteur a dit que c'est à cause de ma solitude et de mon sentiment d'abandon que j'ai des problèmes de tension et le cœur fatigué.
— OK ! D'accord, Maman, je passe te voir. »
Ce n'est pas une bonne technique, car il passera peut-être la voir, mais gardera le manteau sur lui en « tirant la tête », et sera pressé de repartir.
2. La séduction. J'ai nommé cette technique « Félix Potin, on y revient ! » (vieux slogan publicitaire qui vantait les magasins Félix Potin), car le client était tellement bien reçu et satisfait des services qu'il y retournait volontiers.
La mère :
« Bonjour, mon fils ! Tu peux venir déjeuner avec ta mère ? »
Le fils :
« Ah non, Maman, je ne peux pas, j'ai du travail !
— Dommage, mon fils, je t'ai préparé ton plat préféré, la *loubia* avec la *kefta-mechouia*[6] que tu aimes !
— OK, Maman ! Je me débrouille pour venir. Mets à chauffer, j'arrive ! »

6. *Loubia* : plat à base de haricots blancs. *Kefta-mechouia* : boulettes de viande hachée épicées grillées.

Ainsi, il faut préférer la séduction à la culpabilisation qui n'est pas une « énergie positive » !

Coco Chanel, en fine spécialiste de la féminité et de la séduction, conseillait : « Si vous êtes triste, si vous avez un chagrin d'amour, maquillez-vous, mettez du rouge à lèvres. Et attaquez. Les hommes détestent les pleureuses ! »

6 Le syndrome de la belle-mère

Certains parents (parfois le père, parfois la mère) ont du mal à se séparer de leur enfant, à passer le relai, à reconnaître qu'il est temps pour lui de prendre son envol. Cela demande du courage, de la sagesse, de l'amour (sain) pour, dignement et avec le sourire aux lèvres, faire preuve de renoncement. Réussir son éducation, c'est lui offrir, ainsi que la tradition juive l'enseigne, « des racines et des ailes ». Être un bon parent, c'est parfois savoir se mettre de côté pour laisser (de) la place au prince ou à la princesse, afin de permettre son épanouissement et la réalisation de *son* projet.

Cela se rapproche de l'explication que j'ai proposée concernant les enfants qui pleurent à la rentrée scolaire, où j'ai expliqué qu'en réalité c'est la mère qui a du mal à se séparer de son enfant, car il la valorise en lui donnant ce sentiment d'être indispensable. Contrairement aux apparences, c'est la mère qui a du mal à quitter son enfant, et non l'inverse.

Ce sont surtout les mères, plus que les pères, qui éprouvent cette difficulté, lorsque leur cher fils leur annonce qu'il s'installe avec sa dulcinée. Je me souviens d'une bande-annonce pour l'émission *Qui veut épouser mon fils ?*

où les mères qui présentaient le profil de leur fils concluaient par un « Épousez mon fils ! » Mais, lorsque ce fut le tour d'un père de présenter son fils, il finit son speech par : « Épousez Julien ! » comme s'il lui reconnaissait une existence « intrinsèque », indépendante de lui. Tandis que les mères présentaient leur fils comme partie prenante d'elles-mêmes – « *mon* fils » –, comme si, quelque part, elles annonçaient, par là même, que celle qui épouserait « leur » fils prendrait la mère aussi, puisqu'il lui était affilié. C'est un package : le fils est indissociable de sa mère !

Cela étant, j'ai reçu en thérapie un patient dont la fille devait se fiancer, et il faisait une dépression à l'idée de savoir que sa fille se mariait. Alors même que c'est un heureux événement et que le garçon choisi avait des qualités suffisantes pour prétendre être apprécié de sa belle-famille. Pourtant, ce père vivait cela comme une déchirure, une dépossession, voire une trahison.

Peut-être connaissez-vous la blague suivante.

Un jeune homme raconte à sa mère :

« Maman, depuis le temps que tu me harcèles pour que je me marie, ça y est, c'est décidé : je me marie. D'ailleurs, tu vois les filles regroupées sur le côté ? Elle en fait partie. À propos, es-tu capable de deviner laquelle c'est parmi ces vingt jeunes filles ? »

La mère répond :

« Bien sûr, mon fils ! »

Et, sans hésiter, elle lui indique aussitôt la fille en question, sans se tromper.

Le fils, interloqué, demanda :

« Mais, Maman, comment tu as fait ? »

Et elle, de lui répondre :

« C'est simple : je ne la connais pas encore que, déjà, je ne l'aime pas ! »

Et la blague du fils qui annonce à sa mère qu'enfin il a trouvé la fille parfaite, et la mère de s'inquiéter: «Tu peux me dire ce qu'elle a de plus que moi? Pourquoi, mon fils? Qu'est-ce que je t'ai fait? Qu'est-ce qui te manque, ici?»

Si autant de blagues circulent sur l'affection débordante de la belle-mère à l'égard de la belle-fille – et réciproquement –, c'est qu'il ne s'agit probablement pas d'une légende.

Il peut arriver qu'elles s'entendent, et ne soient pas jalouses l'une de l'autre. Mais, le plus souvent, on a le sentiment qu'automatiquement elles se positionnent comme des rivales.

Généralement, c'est la belle-mère qui ouvre les hostilités, parce qu'elle voit d'un mauvais œil cette arriviste, cette intruse qui vient piquer son fils élevé au rang de «prince» après tant d'efforts. Elle considère cela comme injuste et malhonnête. Alors même qu'aimer son enfant, c'est vouloir son bonheur et être capable de se mettre de côté.

En réaction à ce rejet, ou par anticipation de ce possible rejet, la belle-fille méprise la belle-mère et se met d'emblée sur la défensive, ce qui fausse les rapports dès le départ.

Les chiffres sont déconcertants: un tiers des divorces a lieu à cause de conflits avec les beaux-parents, et notamment la belle-mère.

Il est compréhensible qu'une mère, après avoir souhaité ardemment le mariage de son fils, voie dans sa belle-fille celle qui va lui enlever – pour ne pas dire «kidnapper» – son amour de fils.

Il est normal que la femme voie dans sa belle-mère une personne envahissante qui trouve beaucoup à redire sur sa manière de gérer le foyer, de cuisiner, de s'habiller, d'éduquer les enfants…

Nous pouvons imaginer que certains fils, élevés au rang de prince par leur mère, aient du mal à s'en séparer pour se retrouver entre les mains de leur compagne. Mais couper le cordon ombilical ne signifie pas ne plus aimer sa mère. C'est être tout simplement capable d'avancer, sans forcément lui demander assistance à chaque pas. Pouvoir se dispenser de ses conseils pour chaque décision à prendre.
Il appartient au mari d'expliquer à sa mère qu'il ne la trahit pas en allant avec une autre femme, mais qu'il l'aime d'un autre amour. Et d'expliquer aussi à sa compagne que ce n'est pas incompatible d'aimer à la fois sa mère et sa femme. La belle-mère et la belle-fille ont tout à gagner en essayant de trouver des compromis et les bonnes distances pour s'assurer des relations saines.

La belle-mère y gagne une fille et un fils plus équilibré.

La belle-fille y gagne une alliée en cas de conflit avec le mari. Si, par exemple, après une dispute, le mari décide de quitter la maison pour aller chez sa mère, celle-ci l'encouragera à retourner chez sa femme. Dans le cas contraire, elle sera heureuse de retrouver son fils chéri. Elle l'accueillera les bras ouverts et lui dira : « Je le savais, mon fils ! Je te l'ai toujours dit : elle ne te mérite pas ! Heureusement que je suis là, et que tu as ta mère pour te consoler et te comprendre ! »

Le partage, c'est plus sage et plus juste. À défaut de faire preuve de sagesse, il faut parfois faire preuve de stratégie ! Et puis n'oubliez pas qu'un jour, à votre tour, vous serez aussi belle-mère ou beau-père ! Et alors risque de s'appliquer le fameux principe : « Ce que tu fais te sera fait. »

7 La colère et la violence

Parmi les défauts rédhibitoires qui rendent une relation de couple difficile, on peut citer la colère et la violence. Certes, nul n'est parfait : nous avons tous des qualités, mais aussi des défauts. Théoriquement, ce que l'on nous demande, c'est d'avoir plus de qualités que de défauts.

Cependant, il existe des défauts qui invalident l'ensemble des qualités. Et ce, quelle que soit la liste des avantages que peut présenter une personne.

Par exemple : elle fait la connaissance d'un garçon génial, beau, intelligent, intéressant, courtois, bref le prince charmant qu'il lui faut. Mais il est déjà marié, on appelle ça un « défaut majeur », on n'en parle plus. Oui, mais dommage, car il possède toutes les autres qualités nécessaires. Oui, mais non : il est déjà marié, donc on n'en discute pas. De même s'il était toxicomane, dragueur invétéré ou joueur d'argent.

Ainsi, le fait d'être violent éclipse le reste.

Cela ne signifie pas pour autant que la situation est irréversible et que nous n'y pouvons rien. J'ai, en effet, pu constater que l'on pouvait changer, à condition

de reconnaître son défaut, de décider de changer et d'y mettre le prix.

La difficulté survient lorsqu'il s'agit d'une personne violente – le plus souvent, un homme – qui s'auto-disculpe en déplaçant la responsabilité sur la génétique, les autres, en disant que c'est naturel chez lui, que c'est un problème familial – son père l'était aussi – ou que c'est à cause d'elle qui l'énerve...

« Elle sait comment je fonctionne, alors pourquoi elle me répond quand je suis énervé ? »

Il ressemble ainsi à un enfant qui justifie ses crises par la provocation de ses camarades !

S'il s'investit dans sa démarche, à commencer par reconnaître ses torts et en recentrant le problème, et qu'il se donne les moyens en comprenant qu'il doit utiliser d'autres types de langage que la violence, il réussira à s'en débarrasser.

Au-delà de sauver son couple et sa famille, il se sauve lui-même. De plus, c'est un enseignement majeur qu'il offre à ses enfants : leur montrer qu'on peut réparer et qu'on peut travailler sur soi, au lieu de se contenter du prétexte stupide : « Je suis comme ça » ou « C'est une maladie, je n'y peux rien. »

Certains n'ont pas été éduqués à la notion du « stop ». Ils ne sont pas habitués à l'idée qu'il existe des inhibitions positives et que, dans certaines circonstances, il faut savoir se retenir. Je reconnais que ce n'est ni évident ni facile, mais c'est nécessaire et obligatoire. L'exemple que je donne pour expliquer que la réponse violente doit faire partie du domaine du « non-possible » est de raconter que j'aurais bien voulu un bureau plus grand. Pourtant, je n'ai jamais essayé de pousser les murs. Je n'y ai même pas songé, pour la simple raison que cela ne fait pas partie

du domaine du « possible ». Les alternatives possibles seraient, par exemple, de déménager ou de vider la pièce de certains meubles. Mais pousser les murs n'est pas possible ! Ainsi, frapper – ou toute autre forme de violence – doit faire partie des éventualités exclues automatiquement. Ce n'est pas une éventualité « possible ».

Hormis la colère et la violence, certains « font la tête », ce qui équivaut, en fait, à de la violence et à de l'agressivité sourde, car la froideur et l'indifférence sont parfois encore plus blessantes et plus toxiques.

Les paroles d'Élie Wiesel l'illustrent bien lorsqu'il dit : « Le contraire de l'amour, ce n'est pas la haine, c'est l'indifférence. » L'indifférence est une agression invisible, passive, mais agissante et virulente, dont on ne peut se défendre, contrairement au mépris qui est actif. Le plus agressif dans l'indifférence, c'est l'incapacité à réagir, car il n'y a pas sur quoi réagir. Il n'y a pas de matière à laquelle « s'accrocher ».

L'indifférent tue, mais se tue aussi par son indifférence. L'indifférent tombe dans le piège de l'indifférence à lui-même. Il est comme les vampires qui se nourrissent du sang des autres.

Origine de la colère

Elle est multiple. Froide ou explosive, fréquente ou ponctuelle, la colère n'épargne personne. Comme cette émotion négative perturbe notre équilibre, autant savoir la maîtriser.

- La colère la plus fréquente est malheureusement celle qui prend racine dans une culture familiale ou communautaire, car elle s'incruste en nous jusqu'à devenir quasiment une part inconditionnelle de notre personnalité.

On ne peut contester le fait que les gens d'Afrique du Nord sont plus « chauds » que les Suisses, par exemple ! Il existe des gens pondérés qui pratiquent le « fond de cours » ; et d'autres, plus offensifs, qui montent vite « au filet ». Lorsque nous avons grandi avec des parents qui communiquent en criant ou qui, systématiquement, réagissent sur un mode conflictuel, on a tendance, consciemment ou non, à en faire de même et à reproduire leur système de « communication ». Pour s'en sortir, il faut presque un reformatage (comme les CD qu'il fallait reformater pour les rendre « compatibles »). On doit s'en débarrasser coûte que coûte : dans certains films, une bombe est placée dans un train. Si on ne réussit pas à la désamorcer, on doit décrocher le wagon qui contient la bombe pour sauver le reste du train et préserver les passagers.

- Fatigue physique ou morale
  Même une personne qui n'a aucun problème familial, existentiel ou de couple, si on l'épuise avec une alimentation déséquilibrée ou en le privant de sommeil, elle devient vulnérable et plus « énervable ». Il en est de même avec l'abus d'alcool.
- Sentiment d'injustice
  Lorsque nous avons le sentiment d'être dans une impasse, que nous crions, mais qu'on ne nous entend pas, que nous sommes inaudibles, que nous sommes dans l'incapacité à nous défendre, alors nous entrons dans une colère – ou plutôt elle s'impose à nous, nous domine et nous possède.
- Autoritarisme et arrogance
  Se mettre en colère exprime parfois le désir de vouloir tout contrôler, posséder, détenir le pouvoir absolu, ne pas supporter la contestation. C'est le sentiment que tout nous appartient, y compris l'opinion et les choix de notre

partenaire. La personne souffre d'un ego surdimensionné, avec un seuil de blessure d'amour-propre très élevé ; ce qui fait qu'elle se sent toujours menacée et contestée dans son trône. L'orgueil est l'inverse de l'amour.

Comment dominer la colère ?

Certains explosent dans des colères puissantes ; d'autres les intériorisent tout en les subissant. Certes, il existe des colères utiles et compréhensibles, comme celles émanant d'un véritable sentiment d'injustice. Mais, au quotidien, la plupart ne sont qu'une manière inadaptée d'exprimer une frustration. Elles se manifestent en cas d'obstacle et sont fréquentes, car les occasions d'insatisfaction, à l'égard de quelqu'un ou de quelque chose, sont nombreuses chaque jour (ou que nous les rendons nombreuses à cause de notre seuil de satisfaction trop élevé, voir chapitre sur le renoncement, p. 305). De plus, elles reviennent régulièrement, car nous ne réglons pas le problème sur le moment. Celles-là, autant s'en débarrasser, car elles sont négatives pour nous et pour les autres.

« Tout le monde peut se mettre en colère, c'est facile, disait Aristote, mais se mettre en colère avec la bonne personne, au bon degré, au bon moment, pour la bonne cause, de la bonne manière, ce n'est pas facile. »

Le colérique est dépossédé de sa personnalité, de sa lucidité, de son objectivité et réagit comme possédé par un esprit « étranger ». Il s'enferme dans un raisonnement quasi délirant qui monte en « mayonnaise ».

La crise commence souvent par une simple irritation, qui se dégrade jusqu'à l'exaspération. Par exemple, on n'arrive pas à faire un geste simple. On commence à s'énerver,

et le mécontentement monte. On sait que cela n'arrange rien pour autant, mais on ne peut empêcher cette attitude violente qui soulage sur l'instant. C'est un exutoire. Une satisfaction de courte durée, car le problème reste entier. L'exaspération a été une réaction à une contrariété – source la plus fréquente de colère.

Après coup, il faut analyser notre attitude, se dire que la réaction a été démesurée par rapport à la contrariété et que laisser s'exprimer sa colère ne résout pas forcément le problème qui l'a engendrée.

Il faut considérer la crise de colère comme un luxe, et que donc on ne peut se le permettre trop souvent. En effet, elle occasionne une dépense d'énergie excessive sur le moment, mais qui engendre d'autres conséquences, donc d'autres dépenses. Mais le pire est de savoir que le plus perdant n'est pas celui qui la subit, mais celui qui la commet. Nous faisons attention aux sucres et aux graisses pour leurs effets néfastes, mais pourtant la colère, les crises de « nerfs » et le stress sont bien plus dangereux et peuvent engendrer de l'hypertension, des problèmes cardiaques, des migraines et des ulcères gastriques ! Quiconque veut vivre longtemps et en bonne santé doit éviter la colère comme la peste. Elle n'est ni saine ni bonne conseillère et transforme un petit problème en plusieurs grands problèmes inextricables.

Savoir la canaliser

Pour la limiter, mieux vaut la contrôler le plus en amont possible, avant qu'elle ne dégénère en débordement intempestif, voire en violence verbale ou geste agressif comme celui de frapper ou de jeter au sol un objet de rage, fût-ce un ordinateur ou un iPhone. Plus on agit tôt, mieux

on la canalise. Quand la tempête s'amorce, il devient difficile ou trop tard de la stopper. Dès que vous vous sentez irrité, prenez de la distance vis-à-vis de vous-même, soyez spectateur de la situation. Observez-la afin de mieux la comprendre : « Que se passe-t-il ? » ; « Pourquoi suis-je dans cet état ? » ; « Cela vaut-il la peine de dépenser autant d'énergie ? » ; « Où est le vrai problème ? » ; « Qu'est-ce que je reproche à l'autre ? » Dès que le débordement commence, pensez aussi aux conséquences : la perte de temps pour soi, la peine infligée à l'autre qui sert souvent de bouc émissaire, des regrets possibles ensuite, des conflits... Bref, faire un travail sur soi, apprendre à reconnaître qu'on est le seul responsable de sa satisfaction.

Dominer sa colère implique de se sentir responsable de sa vie et de ne pas faire porter cette responsabilité aux autres, ou à la vie elle-même. Être adulte, c'est savoir gérer ses impulsions, ne pas répondre de manière impulsive à une insatisfaction. C'est l'enfant qui exige d'être satisfait ici et maintenant ! Faire preuve de maturité, c'est être capable d'agir, et non de réagir. Mon ami Ely cite un proverbe chinois qui dit en substance que « lorsque tu es en colère, va chercher la pierre qui est au fond de la cour ». Le temps que tu reviennes, la tension a un peu baissé, et tu évites une réaction « à chaud ».

Difficile de faire disparaître complètement la colère, mais on peut apprendre à l'éviter, à la prévenir. Surtout, ne pas la refouler, car ce serait une auto-agression – plus grave. Il faut s'en débarrasser en connaissant, par exemple, parfaitement ce qui nous met hors de nous et en essayant de ne pas nous confronter à cette situation, ou de définir un protocole de réaction lorsque cette situation ou une situation équivalente se présente. Si je constate que je suis

beaucoup plus colérique lorsque je suis fatigué physiquement et psychiquement, autant éviter ces fatigues-là. Idem pour les sujets qui fâchent (politique, religion, argent) – à éviter ou à contourner ! Comme certains chefs d'État qui fixent comme condition de leur visite de ne pas aborder certains thèmes.

On peut aussi cesser de percevoir la situation comme une menace à l'une de nos valeurs importantes ou à l'estime que nous nous portons. Ou encore se forger un protocole à respecter, définir que, dans telle situation, on agira de telle manière. Projeter une sorte de vidéo mentale de cette situation, et imaginer le comportement idéal. Se dire aussi que la colère est souvent une forme d'intolérance, notamment dans le couple, une négation de l'autre. Se fâcher est le désir d'affirmer une certaine autorité, d'imposer à l'autre une ligne de conduite, une manière de fonctionner. Pour vous aider, posez-vous des questions : « Pourquoi me suis-je senti menacé, méprisé, insulté ? » ; « Quand je suis en colère, comment le faire savoir sans paraître agressif ou sur la défensive ? » ; « Que puis-je changer dans mon attitude pour que le comportement de l'autre se modifie ? » La colère est souvent une conduite d'échec pour ne pas faire face au problème, pour éviter de le régler ou de l'atténuer. Se disputer avec tout le monde signifie qu'on est en conflit avec soi-même.

C'est l'accumulation des tensions qui provoque la tempête. Tout se passe comme s'il existait un seuil au-delà duquel la crise déborde. Si une personne est déjà en pré-excitation parce que son niveau d'humeur est juste en dessous du seuil d'excitation, il va suffire de la moindre tension pour s'exciter. Tandis que, si son niveau d'humeur est bas, il va falloir l'accumulation de plusieurs contrariétés avant d'atteindre ce seuil. Ainsi, tout ce que je peux faire

pour abaisser mon niveau d'humeur va éviter la colère et les débordements.

Comme l'épileptique qui souhaite voir la fréquence de ses crises baisser, le colérique doit observer des règles d'hygiène de vie impeccables :

— dormir suffisamment, et éviter de se coucher tard (minuit au plus tard) ;

— respecter les trois repas du jour et les prendre aux heures « normales » ;

— boire suffisamment d'eau (1,5 litre d'eau/jour) ;

— proscrire l'alcool ou en consommer à dose très modérée ;

— éviter le surmenage professionnel et s'organiser au mieux possible pour ne pas être « overbooké » au quotidien ;

— pratiquer un sport, idéalement un art martial (crier défoule, et dans ce contexte c'est permis, voire recommandé), la natation, le jogging ;

— faire des exercices respiratoires et de relaxation.

Nous pouvons aussi évacuer les tensions par des loisirs ou par des plaisirs – sains, évidemment.

L'exception du cas de la colère positive

Lorsqu'une personne est en permanence en colère, elle finit par ne plus être entendue. Tandis qu'une personne calme habituellement et qui, soudain, s'énerve dans des cas bien précis, son message sera remarqué. Si, par exemple, un enfant touche une prise électrique ou tente de traverser seul la rue, le fait de s'énerver va l'impressionner et le marquer :

« Si papa s'énerve, cela signifie que ce que j'ai fait est grave parce qu'habituellement il est très calme ! » Dans ce cas, on augmente le volume de la voix, mais tout en restant serein à l'intérieur.

Ainsi, la colère et la violence sont des handicaps majeurs, et doivent être traitées comme tels. C'est le même principe pour les autres défauts comme l'infidélité, l'avarice, etc.

8 L'argent et le couple

Pour les générations précédentes, la question financière ne se posait pas : la femme ne travaillant pas, c'était à l'homme de tout assurer, hormis le cas où elle venait avec une dot.

Mais, maintenant qu'un salaire ne suffit plus à assurer les charges de la maison et que les femmes travaillent aussi, ce schéma est-il toujours d'actualité ? Et comment concevoir la participation de chacun ? Diviser tout en deux ? Au cas par cas ? Quelle formule adopter pour préserver la paix des ménages, et pour que ce sujet ne vienne pas parasiter la relation ? Certains hommes ne supportent pas que leur compagne gagne plus qu'eux. L'argent, c'est une manière d'affirmer sa virilité, voire de dominer. Raison pour laquelle certains tiennent à payer toutes les dépenses. Parfois, c'est par générosité ou parce que son salaire est élevé et suffit largement à tout couvrir.

Pour certains, tout se passe naturellement et équitablement. Spontanément, chacun pense à assumer, assurer, une partie des dépenses.

Chez d'autres, c'est un véritable poison qui envenime la relation et la parasite en permanence au point de devenir

un frein qui paralyse et pourrit tous les autres domaines, à commencer par la sexualité, en passant par les vacances, et finissant par le quotidien.

Après quatre ans de vie commune, David demande à son épouse, Vanessa, qui jouit d'un très bon salaire, de participer aux frais de la maison. Réponse : « Hors de question ! La tradition, dans ma famille, c'est l'homme qui assume la totalité des dépenses du foyer ! » (Brillante manipulation : dans le cas où il n'assume pas, ce n'est pas elle qui est responsable, c'est lui qui est un incapable ! Ce n'est pas un « homme ».)

Une blague illustre bien cette forme de « justice » tordue : Marie rencontre son amie au marché et lui demande comment vont ses enfants. « Ma fille, Sophie, est mariée avec un homme formidable qui la gâte énormément. Elle ne fait rien, à la maison, elle a une femme de ménage à demeure, une cuisinière et une nounou pour s'occuper des enfants. Par contre, mon fils, Fabien, le pauvre, il est tombé sur une femme paresseuse qui ne fait rien à la maison. C'est lui qui doit assumer toutes les responsabilités, sa femme est un vrai parasite et une égoïste invivable ! »

Revenons à la patiente qui refuse de participer aux frais de la maison. En entendant cette histoire, j'ai été choqué. Je lui ai alors demandé :

« Mais comment réglez-vous les courses ?

— Avec la carte bancaire de mon mari.

— Et vos habits ?

— Avec sa carte.

— Et les vacances ?

— Avec sa carte. »

En fait, elle ne sortait rien de « sa poche » pour ses dépenses ni pour celles de la maison.

«Mais alors, que faites-vous de votre salaire ?

— Je le place, notamment dans des investissements immobiliers.

— Ah ! Et vous mettez ça au nom des deux, je suppose ?

— Non, en mon nom seulement ! »

J'étais simplement abasourdi. Je lui ai alors expliqué qu'au-delà d'être injuste et malhonnête, ce n'est pas comme ça qu'on construit son couple. Pour avoir des droits, il faut assumer ses devoirs. Sans s'impliquer financièrement, elle continuera de rester à côté, et pas avec. Elle gagnait de l'argent, mais perdait son couple.

Aline et Stéphane sont mariés depuis une dizaine d'années environ. Tous deux sont architectes et gagnent très bien leur vie. Ils ont tout pour être heureux : beaux, jeunes, deux enfants, une belle situation. Pourtant, l'argent est un sujet central qui rythme leurs disputes et détruit littéralement leur couple. En effet, ils ont un grand standing *de vie, et elle ne s'habille que chez les grands couturiers. Une grande partie de son salaire passe dans les dépenses chez Louboutin, Miu Miu, etc. Au début de leur mariage, il n'a pas été établi de règles, et, naturellement, c'était Stéphane qui payait les frais quotidiens ; Aline se limitant de temps en temps à une petite participation dont le montant et la régularité étaient aléatoires. Conséquence : progressivement, Aline a dépensé sans compter et en a pris l'habitude. Et ce fut à Stéphane de combler les débits dans les comptes, créant ainsi un sentiment de frustration et d'injustice. Pensant bien réagir, histoire de marquer sa «fermeté», il lui refusa de petites sommes, comme payer le taxi pour aller à l'aéroport, passant ainsi pour un pingre, et à côté de cela paya de fortes sommes pour lui offrir des vacances somptueuses ou rembourser ses débits bancaires. Lorsqu'il lui conseilla d'être plus prévenante, en mettant*

de côté pour éviter des problèmes de trésorerie, il passa pour le rabat-joie et le « donneur de leçons ». Ainsi s'est installée une relation de rejet et d'agressivité réciproque, rythmée par les reproches de l'un et de l'autre. Sur le plan intime, elle se refusait à lui, ce qui accroissait encore plus sa frustration.

« Nous sommes sortis dîner avec un couple d'amis, m'a-t-il confié un jour, et tandis qu'eux parlaient en disant "nous", moi et Aline disions "je". Ce qui prouve que nous sommes devenus non un couple, mais deux personnes vivant l'une à côté de l'autre. » Il devenait urgent de mettre un terme à cette situation, sinon le fantôme du divorce allait planer sérieusement.

Généralement, le schéma que je conseille est d'avoir, chacun, son compte personnel, et d'ouvrir un compte commun qui servira pour les dépenses communes et les vacances. Il est alimenté par les deux parties, proportionnellement aux revenus de chacun et en fonction du fonds de roulement des dépenses : on estime le budget mensuel nécessaire et possible, en restant réaliste et en évitant de dépenser au-dessus de ses moyens. L'intérêt de cette formule, c'est qu'elle est naturellement équitable et évite les conflits.

La paix ne peut exister sans le préalable de la justice. Et la sagesse consiste à trouver des compromis.

Plus le cadre est établi, moins il y a de place pour le conflit.

De plus, on n'a pas à s'encombrer à se demander si on a participé de manière juste ou non, trop ou pas assez. Le fait d'avoir son compte personnel permet de gérer à sa guise son « patrimoine », et aussi de faire des cadeaux avec son argent,

notamment à son conjoint ou à ses proches. Bien sûr, il ne faut pas tomber dans l'extrême à vouloir tout calculer au centime près. Ce serait tomber dans la petitesse.

Aimer, c'est parfois aussi s'arranger pour que tout se passe bien, et éviter les zones de conflit en trouvant des compromis, ou en mettant un système en place pour, justement, éviter ces conflits !

9 Éviter les rapports de force

Il arrive parfois que certaines personnes créent des rapports de force pour éviter la monotonie et mettre du « piquant » dans leur couple. C'est infantile, inadapté et non constructif. À éviter, et choisir plutôt des moyens plus subtils.

Établir des rapports de force, c'est signifier que je m'impose comme seul penseur et décideur. Je nie à l'autre sa capacité à réfléchir ou à décider, ce qui revient à ne pas reconnaître son existence ou sa légitimité d'exister.

Notre professeur de français, Monsieur Daubresse, nous conseillait de ne jamais dire à l'autre qu'il avait entièrement tort, mais plutôt de répondre : « Tu as raison, mais… » Le rapport de force fait que notre interlocuteur se braque dans sa position, au point qu'au lieu de discuter du sujet de fond on se dispute pour savoir qui aura le dernier mot.

Si vous tirez la couverture à vous – sachant que, dans le même temps, vous découvrez votre partenaire, qui grelotte de froid –, vous gagnez la couverture, certes, mais vous risquez de perdre votre partenaire. Tenter d'abaisser l'autre pour avoir l'impression de s'élever (comme une balançoire à bascule

où pour être en haut il est nécessaire que l'autre soit en bas), cela signifie que vous ne l'aimez pas vraiment ou que vous n'aimez pas sainement.

Vous vous comportez comme une personne qui n'aime pas, puisque, avant tout, aimer, c'est vouloir le bien de l'autre.

En revanche, si vous l'aidez à *grandir*, vous vous élevez en même temps : s'il devient roi, *de facto,* vous devenez reine.

Un couple ne peut exister, se réaliser et perdurer s'il n'y a pas un désir préalable des deux partenaires de réaliser un couple. Si leur intention est de persister dans leur individualisme, il est préférable de s'abstenir à vouloir fonder un couple ou une famille, et faire supporter à l'autre son immaturité et ses frustrations.

Certes, fonder un foyer comporte un certain nombre de devoirs et d'astreintes. Mais, à côté de cela, c'est une source d'équilibre et de sentiments plus véritables.

10 Recentrer le travail de responsabilité

À la fin d'une conférence que je donnais sur le thème du couple, j'ai surpris une dame du premier rang dire à son mari :

« Chéri, tu as entendu comment il faut se comporter avec sa femme ? »

Et lui de répondre, très naturellement :

« Et toi, chérie, as-tu entendu toutes les choses qu'une femme doit faire à son mari ? »

Décidément, ils n'ont rien compris !

Chacun, au lieu d'entendre qu'il fallait se remettre en question, revoir sa manière de faire afin d'améliorer la relation, a préféré se concentrer sur ce qu'il pouvait attendre de l'autre. Chacun s'est focalisé sur ses droits, et non sur ses devoirs.

Édith Piaf chantait : « C'est lui pour moi, moi pour lui, dans la vie ! » Trois mille ans auparavant, le Roi Salomon a composé un poème intitulé *Le Cantique des Cantiques* où il écrit l'inverse : « Moi pour mon bien-aimé, et mon bien-aimé pour moi ! »

Lors du mariage de mes amis Judah et Louise, j'ai expliqué qu'à première vue les deux formules paraissent équivalentes, mais pas si l'on prend la peine de les analyser.

Quelle est la différence ? Dans le premier cas (« C'est toi pour moi »), chacun attend que l'autre fasse des efforts. Ce n'est qu'après que, lui aussi, fera peut-être des efforts. Tandis que, dans le second (« C'est moi pour toi »), je m'investis et je fais tout ce que je peux pour sauver mon couple sans attendre que l'autre fasse des efforts. Ce n'est qu'après m'être investi que je peux aller voir ma compagne et lui dire : « Regarde, chérie, j'essaie de sauver notre foyer. Toi aussi, s'il te plaît, essaie d'en faire autant. Et, main dans la main, nous y arriverons. »

Lorsqu'un couple souffre, généralement, la responsabilité incombe aux deux partenaires. Même si elle est parfois minime, c'est souvent une coresponsabilité (peu importe que ce soit à 50/50 ou 70/30, ou même 95/5). Il existe alors deux options : accepter de se remettre en question sur sa part de responsabilité, ou adopter la réaction la plus fréquente malheureusement : se disculper en rendant l'autre totalement responsable de cette situation difficile.

C'est le cas de l'homme qui considère l'autre comme un objet : il se prend pour le soleil, les autres ne sont que des astres qui tournent autour de lui pour le servir. Tandis que, lorsqu'on fait preuve d'humilité et de bonne foi, on a le courage de reconnaître ses torts et de s'appliquer afin d'améliorer la situation. D'autant que, parfois, la difficulté n'est pas liée au couple, mais à un problème personnel qui rejaillit dans la relation à l'autre. C'est le cas d'un patient qui accusait sa femme de tous ses soucis. S'il ne trouvait pas de travail, c'était à cause d'elle ; leur problème de couple, c'était de sa faute ; s'il était impuissant, évidemment, c'était sa faute à elle..., alors qu'elle n'y était pour rien. C'était à lui de faire son ménage personnel.

La même erreur peut survenir sur le plan professionnel. Il peut arriver qu'une personne ne supporte plus son travail, c'est parfois lié directement au travail ou à son contexte.

Mais, parfois, c'est une difficulté dans sa vie personnelle qui rejaillit dans son travail. La personne en question ne se sent pas bien, et cela influence sa perception de sa vie professionnelle. Dans ce cas, changer de travail ne résoudra rien. En plus d'être injuste et malhonnête, on déplace le lieu du problème, et on ne pourra pas trouver de solution en se conduisant ainsi. Comme, parfois, se séparer ne résout rien. Parce que le problème réside à l'intérieur de soi, non à l'extérieur.

Pour être bien avec l'autre, il faut d'abord être bien avec soi.

11 Attention à l'effet « boule de neige »

Prenez garde aux « cercles vicieux » qui peuvent s'installer dans une relation.

Si, pour une raison liée ou non au couple, je suis contrarié, je risque de reporter de manière illégitime mon agressivité sur ma partenaire. Elle, à son tour, si mon comportement perdure, va montrer moins d'attention et de tendresse à mon égard.

Se sentant moins aimée, elle va se laisser aller.

C'est ainsi que, « moins séduit », je perdrai plaisir à rentrer tôt, et je serai tenté de rentrer le plus tard possible à la maison pour éviter de supporter une compagne qui fait la tête (bien sûr, sans raison valable, selon moi) et une atmosphère irrespirable !

« C'est normal, elle ne fait rien pour se rendre agréable ! » Je serai moins attentionné avec elle. Ce qui va induire chez elle encore plus de laisser-aller et élargir *l'écart* entre nous, jusqu'à la brisure totale du couple, si nous n'y prenons pas garde… Chacun accuse l'autre, ne se souvenant que des méfaits, oubliant qu'à l'origine c'était une broutille.

Lorsqu'un conflit s'installe, la tendance est de diaboliser l'autre et de ne plus voir que son côté sombre. C'est pourquoi : attention à l'effet boule de neige !

Le plus grave, ce n'est pas la dispute en elle-même, mais l'avalanche qu'elle peut entraîner !

Évitez, en cas de conflit, de ressortir les anciens dossiers comme : « Oui, d'ailleurs, je n'ai jamais été heureuse avec toi, et tu ne m'as jamais respectée. Quand nous étions chez mes parents, tu m'as humiliée devant eux… »

Il est essentiel de cloisonner le conflit pour qu'il ne s'étende pas et ne prenne plus de place qu'il ne mérite et ne rende difficile la réparation.

Il faut s'en tenir au sujet, sans chercher à le charger ni encombrer la réflexion par d'autres questions, sinon on ne résout rien. Pire, au lieu de réparer, on peut aggraver la situation.

12 La frilosité des hommes et des femmes

Il est certain que, face à l'épidémie de divorces et à l'échec que connaît le mariage (plus d'un sur trois échoue), les garçons comme les filles hésitent de plus en plus à se marier. Tout au plus acceptent-ils de vivre ensemble, en formant un semblant de couple qui dure ce qu'il peut. Ils ne s'impliquent pas trop, afin d'éviter la souffrance de la rupture ou le risque de divorcer, avec parfois des enfants à gérer. Ils font un pas en avant, et deux pas en arrière.

Les hommes sont effrayés par les femmes castratrices et indépendantes qui se suffisent à elles-mêmes. Elles ont leur argent, leur appartement, leur voiture et, parfois même, leur sex toy ! Elles utilisent l'homme comme un objet sexuel, ou parfois comme un simple géniteur pour avoir un enfant et ensuite s'en débarrasser.

Force est de reconnaître que l'homme a perdu son rôle et sa place. Il ne sait plus où se mettre ni à quoi il peut bien encore servir. En particulier, lorsqu'il a été marginalisé, même en tant que père par exemple.

Quant aux femmes, elles sont à la recherche de l'homme parfait à admirer. Mais cet homme fort, sécurisant, toujours

debout, qui assure quelle que soit la situation, est une image appartenant au passé… ou à la légende ! « L'homme est rare », disait la publicité de Roger Gallet ! La féminisation de la société fait que les hommes sont devenus *fragiles*. Et, de toute façon, on ne peut à la fois leur demander d'être sensibles, de se conduire comme une femme, et en même temps exiger d'eux d'être virils et invulnérables !

Alors, peut-être que chacun devrait reprendre sa place et sa fonction ? Les deux y gagneraient.

Les femmes, notamment, devraient continuer à donner à l'homme l'illusion qu'il sert à quelque chose, qu'il a une place essentielle et l'impliquer dans la vie de famille.

Faites votre « blonde » de temps en temps : donnez-lui le sentiment qu'il est drôle, plein d'esprit, que c'est grâce à lui que vous découvrez des choses que vous ne connaissiez pas auparavant ! Bref, donnez-lui de « l'importance » et le sentiment d'exister. Car, finalement, c'est de cela qu'il s'agit : se sentir exister.

Je me souviens d'un film passionnant où Brooke Shield campait le personnage d'une prostituée dans une maison close.

Je précise au passage que, même si le thème était la vie de prostituée, le réalisateur a réussi à faire un film très pudique, sans scène de nu. Ce qui prouve qu'on n'est pas obligé de mettre des scènes osées dans tous les films (comme c'est trop souvent le cas). Ce qui m'a interpellé, c'est la manière avec laquelle la prostituée s'adresse à son *client,* en lui donnant l'impression qu'il est unique, que c'est un ami et pas un client, que c'est une personne exceptionnelle, merveilleuse. Il brille comme une star. Bien sûr, c'est un étalon, et il sait faire l'amour comme personne ! Cette jeune fille croit en lui, et, sous son regard, il se sent devenir un lion qui ne craint plus rien, car, au-delà de lui donner le sentiment d'exister,

elle le porte aux nues ! Il cesse d'être un homme, il devient un roi.

« You are superman », pourrait-elle lui dire !

Évidemment, il ne s'agit guère ici d'encourager les hommes à aller voir des prostituées ni les femmes à devenir des prostituées. L'idée suggérée, c'est de comprendre qu'un homme a besoin d'être valorisé, « aimé », de se sentir « homme » aux bras de sa femme (et réciproquement, *bien sûr*). Plutôt que de le saper, de le castrer et de lui renvoyer l'image que c'est un vaurien qui ne sait rien faire de sa vie, la femme doit le valoriser, l'encourager et le porter vers le haut. Vous avez tout à y gagner. S'il devient roi, vous deviendrez reine.

Comme pour l'éducation positive d'un enfant, où l'on conseille de préférer dire « Tiens-toi bien ! » à « Tu te tiens mal ! », dites : « J'aime bien comme tu es habillé » plutôt que « Tu es moche comme ça ». « Je te préfère avec les cheveux longs » passe mieux que « Je déteste ta nouvelle coupe. »

Suggérez-lui les initiatives à prendre quand il ne les prend pas spontanément, au lieu de l'agresser avec des reproches. Peut-être n'a-t-il pas appris. Peut-être n'a-t-il pas eu un bon exemple parental. Peut-être qu'avant vous il n'a pas eu d'expérience de vie de couple, et qu'il ignore ce qu'il « doit » faire.

Et puis chaque femme est différente et a ses préférences quant à la manière d'être prise. Alors, amenez-le gentiment et en douceur à devenir un bon cavalier. Il vous en remerciera par la suite et ne vous aimera que plus.

Au lieu de le casser, mettez-le en valeur ! Et réciproquement, bien sûr.

13 L'homme est égoïste par nature

Si la Nature – appelez-la «D-ieu», si vous êtes croyant – a décidé que c'est la femme et non l'homme qui porte l'enfant dans son ventre et le nourrit pendant neuf mois, c'est parce qu'elle a cette capacité de don de soi gravée en elle, que ne possède pas le plus altruiste des hommes. Elle est naturellement généreuse et capable de se tourner vers quelqu'un d'autre qu'elle-même.

Certes, il faut penser à soi, mais pas uniquement à soi. Qu'est-ce que l'instinct maternel ? Il semblerait qu'un phénomène hormonal qui s'opère pendant la grossesse «maternise» la femme. Mais on peut aussi invoquer la relation de dépendance qui s'installe entre l'enfant et la mère pendant et après la grossesse. Ils s'attachent l'un à l'autre.

L'homme *(sexe masculin)*, quant à lui, est, d'une manière quasi physiologique, profondément égoïste. Il est obnubilé par lui-même. Ses priorités sont d'abord les siennes. Il est habité par lui, par ses désirs, ses besoins, ses soucis, ses plaisirs, ses attentes au point qu'il n'y a pas de place pour l'autre. C'est essentiellement par l'expérience du couple et celle de la paternité que, progressivement, il apprend à s'intéresser à quelqu'un d'autre que lui-même.

Il est alors amené à partager son espace, son temps, son argent… Probablement certains échecs sont-ils dus à la « non-transformation », non-évolution de l'homme.

Au fond de la plupart des hommes, cependant, sommeille le fantasme de devenir un bon époux et un bon père – et cela ne demande qu'à être réveillé.

Si vous aidez votre partenaire à devenir généreux et à se tourner vers un autre que lui-même, en se voyant capable d'aimer, il vous sera reconnaissant et vous aimera d'autant plus.

14 Le piège de l'idéal préétabli

L'excellent film *Paris-Manhattan,* de Sophie Lellouche, aborde, entre autres, la question du piège de l'idéalisation du couple. À un moment de l'histoire, on voit Alice Taglioni se confier à son ami, au sujet de l'homme dont elle est amoureuse. Son confident lui répond justement : « Vous en parlez comme d'un d.ieu ; méfiez-vous, les d.ieux, ça n'aime pas, ça se laisse juste aimer. »

Même si je suis un grand partisan des contes de fées et des belles histoires pour enfant, où le prince épouse la belle et où la belle réussit à transformer la bête en prince, je trouve néanmoins que cela comporte un risque : celui de rechercher désespérément et obstinément le partenaire idéal. Or, le partenaire et la relation de couple ressemblent à la vie : elle est composée d'un mélange de perfection et d'« imperfection ». La sagesse et le secret du bonheur sont justement dans la capacité à composer avec ces imperfections, comme l'automne et l'hiver précèdent le printemps et l'été, et complètent l'harmonie des quatre saisons !
— Un brillant article expliquait que c'est une erreur de ramasser les feuilles mortes qui tombent

en automne au pied des arbres, parce que, en pourrissant, elles se transforment en engrais qui stimule la pousse de l'arbre ! —
L'imparfait n'est pas aussi imparfait qu'il le paraît !

Ainsi, pour savoir composer, il est nécessaire d'admettre auparavant le principe de la non-perfection.

La recherche de la perfection absolue est destructrice. C'est l'absolutiste qui veut être d-ieu ou diable, et qui, à défaut de réussir à devenir d-ieu finit par devenir clochard. Alors qu'il lui suffirait d'être juste un homme !

Si vous ne souhaitez avoir que des amis parfaits, vous n'aurez pas d'amis.

Vous ne serez pas, non plus, ami avec vous-même, puisque vous ne pouvez prétendre être parfait.

La loi du « tout ou rien » est dangereuse, parce que nous tombons plus volontiers dans le rien que dans le tout.

Hormis le piège de la recherche d'un idéal, l'autre piège est de juger l'autre par rapport à un idéal préétabli.

Au lycée, il y avait deux manières de corriger une rédaction : les professeurs qui prenaient la peine de lire votre copie et de conclure si votre réflexion était intéressante ou non ; et ceux qui corrigeaient avec une grille préétablie – si vous aviez cité les mots-clés et répondu ce qu'ils avaient défini comme idées importantes, vous receviez une bonne note. Dans le cas contraire, quand bien même votre version était très intéressante et passionnante, vous aviez une mauvaise note, du fait que c'était différent de leur attente.

N'est-ce pas injuste ? Votre opinion ne correspond pas à la leur, mais peut-être propose-t-elle une vision originale intéressante ?

Pour cela, il faut prendre la peine de connaître la personne, avant de s'empresser de conclure que ce n'est pas votre style, à partir de critères prédéfinis !

Ce que je veux n'est pas forcément ce qu'il me faut: L'anecdote qui suit, et que j'ai vécue personnellement, illustre bien ce principe d'idées préconçues et figées, qui peut nous enfermer. Pendant longtemps, je n'ai porté que des vestes croisées, jusqu'au jour où, profitant de soldes, je me suis rendu à la boutique où j'avais l'habitude d'acheter des habits. J'ai naturellement demandé à la vendeuse de me montrer les vestes croisées, mais, à ma grande déception, il n'en restait plus à ma taille. « Par contre, me dit-elle, j'ai un très beau blazer droit qui vous irait très bien. » Je lui répondis que, comme elle le sait, je ne porte que des vestes croisées, jamais droites ! Elle insista, et évidemment je me suis dit intérieurement qu'elle voulait absolument me refiler cet invendu. Par politesse, j'acceptai de la passer, convaincu que, de toute manière, je ne l'achèterai pas. Quelle ne fut ma surprise de constater qu'elle m'allait vraiment très bien; beaucoup mieux qu'une veste croisée ! Depuis, je ne porte que des vestes droites ! C'est même l'inverse: maintenant, je refuse de porter des croisées ! Cela montre que ce que je veux n'est pas forcément ce qui me convient.

Plutôt que de guetter la beauté en fonction de critères que nous attendons, il faut la regarder telle qu'elle se présente à nous, avec des éléments auxquels nous n'avons pas forcément pensé.

Kate, une patiente, me confie qu'avec une amie, elle aussi mère de famille, elles ont acheté un carnet d'entrées pour des pièces de théâtre pour enfants. Mais c'est un lot, et on ne

peut pas sélectionner des pièces en particulier. Si bien que, finalement, elle a eu l'occasion de découvrir des pièces que, spontanément, elle n'aurait jamais choisies. Elle serait passée à côté, si ce n'avait été ce principe de lot !

Parfois, il ne faut s'attendre à rien. Il ne faut même pas souhaiter que cela arrive. Il faut juste vivre l'instant présent. Et être prêt lorsque cela arrive, et le vivre comme tel.

Nous sommes ce que nous sommes. Il faut nous accepter comme tels, avec nos différences, sauf s'il s'agit de réels défauts. Il ne peut pas lui reprocher d'être brune, s'il désirait épouser une blonde. Elle ne peut pas non plus lui reprocher d'être coiffeur, si elle rêvait d'épouser un avocat.

Évidemment, la nuance est de définir ce qu'est un défaut (donc inacceptable), et ce qui est plutôt une différence à tolérer.

— Comme en médecine, la question qui se pose devant une « anomalie » est de savoir si l'on doit la considérer comme une simple différence (par exemple : la présence d'un seul rein, un doigt surnuméraire, etc.) et quand la considérer comme pathologique (certaines taches sur la peau...) ? —

On ne peut pas reprocher à son partenaire, par exemple, d'être « classique », mais on peut lui demander de cesser d'être irritable ou discourtois.

Il ne peut pas prétendre : « Je suis ainsi, c'est ma nature. Je ne peux pas changer. Il faut m'aimer comme je suis ! » Tout au plus, il peut demander une tolérance ou une patience, afin d'évoluer pour se corriger au fur et à mesure.

Dans tous les cas, ne soyez pas obsédé par la recherche de la perfection. Et puis, qu'est-ce que la perfection ? Théoriquement, l'air serait irrespirable s'il n'était constitué seulement que d'oxygène pur sans être mélangé à de l'azote !

N'ayez pas une idée rigide du couple. Sinon, au moindre écart de cet « idéal » ou image du couple parfait, vous serez frustré et agressif avec l'autre. Bien au contraire, ressemblez au GPS qui recalcule l'itinéraire chaque fois que vous avez fait une erreur de parcours ! Apprenez à vous adapter et à apprécier la situation telle qu'elle est, et non telle que vous auriez voulu qu'elle soit !

Peter Doig, peintre contemporain d'origine britannique, surprend en évoquant les préférences de son public : « Ce qui est amusant, dit-il, c'est que les tableaux qui, selon moi, sont les moins aboutis, ennuyeux, voire ridicules, sont souvent ceux qui ont le plus d'impact sur le public. »

15 Attention à l'attention

Il serait injuste de remarquer les nouvelles lunettes de votre secrétaire et de ne pas voir la nouvelle coupe de cheveux de votre compagne !

Ne soyez pas avare en compliments. Non pas qu'il faille vous forcer ou en inventer ; simplement, soyez aussi généreux avec les compliments que vous l'êtes avec les critiques.

Bizarrement, certaines personnes sont intimidées lorsqu'il s'agit de faire des compliments, mais elles ne ressentent aucune difficulté à proférer des méchancetés ou des reproches.

Soyez « lourd » (lent) pour dire ce qui ne va pas et, au contraire, « léger » (rapide, spontané) pour exprimer ce qui va.

De même que vous aimez vous sentir admiré, votre partenaire attend de vous des encouragements.

Si vous devenez indisponible, vous devenez coresponsable de ce qui pourrait arriver.

« C'est qu'il y avait une place à prendre », m'a confié une patiente qui avait trompé son mari qui ne l'approchait plus depuis huit ans ! Je n'approuve pas son acte, parce que, dans tous les cas, on doit chercher la solution d'abord à l'intérieur, avant de la chercher à l'extérieur.

Comprendre, c'est se donner une chance d'éviter que cela n'arrive.

Chez l'homme comme chez la femme, l'infidélité est fréquemment due à un sentiment de délaissement, un besoin d'être *regardé* (pas dans le sens de la séduction, mais sentir qu'on existe dans les yeux de l'autre) plus qu'un réel désir de « sexualité alternative ».

Il est important d'être sincère avec l'autre et de savoir accepter sa famille et ses amis, sauf cas extrême. En tout cas, ne cherchez pas à dresser votre partenaire contre sa famille. Cela se retournera contre vous.

Qu'il dise du mal de son père ou de sa mère est une chose, mais que sa femme le fasse est une autre chose, quand bien même répéterait-elle mot pour mot ce que lui-même aurait affirmé. De même, ne rapportez pas à votre famille exclusivement ce qui ne va pas. Sinon, vous la diabolisez à leurs yeux, et vos proches risquent de voir dans votre partenaire un être monstrueux qui vous fait souffrir.

Aimer quelqu'un, c'est le rendre aimable aux yeux des autres !

En public, il faut montrer à votre partenaire encore plus d'attention qu'en privé, et non l'inverse.

S'il existe un conflit ou un début de conflit, évitez de l'étaler sur la place publique. Sinon, c'est le début de la gangrène ; en plus d'être indécent et vulgaire. Non qu'il faille jouer la comédie, mais simplement cela relève du domaine privé et ne regarde personne. Cela également afin qu'on ne lui manque pas de respect. L'entourage est influencé par votre attitude, dans un sens comme dans l'autre, et s'aligne souvent sur votre position.

Étudiant, je résidais à Paris dans le 7e arrondissement. Un jour, je suis tombé sur un article qui recensait les plus belles

façades de Paris, en tout cas, d'un certain style architectural. Parmi elles en figurait une particulièrement superbe et originale. C'était celle d'un immeuble dans ma rue, devant lequel je passais tous les jours ; et pourtant, je ne l'ai jamais remarquée. Ainsi, je serais passé à côté d'une telle beauté architecturale, si ce n'était ce reportage. De même, nous sommes tellement absorbés par nos propres soucis et notre égocentrisme, noyés dans un torrent d'informations pour la majorité superflues ou inutiles – trop de communications tue la communication –, que l'on ne voit plus l'essentiel et la beauté qui nous entoure. Je parle de celle de notre compagne, de nos enfants et des êtres qui nous sont chers.

Nous manquons de temps ; or une bonne communication nécessite de passer du temps. Et, pour une part, justement, nous manquons de temps parce que le temps que j'aurais pu – ou aurais dû – passer avec ma famille, je l'ai *dépensé* inutilement sur mon ordinateur ou sur mon smartphone. De plus, passer du temps sur Facebook et les réseaux sociaux excite et provoque des troubles du sommeil. Indépendamment du fait que cela parasite le cerveau et la pensée, c'est du temps perdu, que l'on aurait pu (ou dû) consacrer à des activités plus constructives et plus vitales. Comme s'occuper de l'éducation des enfants, de la maison, aider sa femme, régler ses problèmes professionnels ou autres…

J'ai beaucoup apprécié la remarque d'une patiente à qui j'avais demandé de passer moins de temps sur son téléphone, si elle souhaitait que son mari en fasse de même. À la question « Est-ce mieux depuis ? » Elle m'a répondu : « Je me suis rendu compte à quel point je perdais du temps, que cela me bouffait ma vie et mon espace et me prenait trop de temps, notamment sur mon sommeil. Je ne pensais plus qu'à ça, et je négligeais ma famille. Depuis, tout ce temps finalement économisé, je le passe avec mon mari et mes enfants ! »

16 Ne claquez pas les portes !

Si deux personnes décident de vivre ensemble et expriment le désir de tout faire pour que « ça marche bien entre elles », il y a beaucoup de chances pour qu'elles réussissent à vivre heureuses. Rien ne résiste au désir profond et sincère de vouloir réussir et se réaliser. À condition de s'investir et de rechercher ce que l'on doit rechercher, sans être conditionné, intoxiqué par la définition de la réussite et du bonheur tels qu'ils sont décrits dans les médias ou certaines cultures. Réussir, ce n'est pas forcément être riche et bronzé.

Il faut savoir écouter son partenaire et ne pas claquer la porte trop vite ni trop brutalement.

Un capitaine de bateau ne quitte pas son navire à la moindre voie d'eau dans la cale. En cas de difficultés, exprimez-vous, et essayez de faire comprendre ce qui ne va pas. Mais dites-le sans frasques et sans crise d'hystérie.

Si vous claquez la porte avec violence et mépris, quand bien même aurait-elle compris son tort, votre partenaire ne vous rappellera pas. Tandis que, si vous fermez la porte avec douceur, l'autre peut, si c'est le cas, reconnaître son tort et vous rappeler pour reprendre contact. D'ailleurs, la vraie rupture, ce n'est pas lorsqu'on parle de rupture, mais dans

la gestion de la rupture. C'est à ce moment que l'on voit les traits de caractère véritables de la personne – sa vulgarité ou son élégance, sa brutalité ou sa douceur !

Lorsque j'étais étudiant en médecine, j'habitais un appartement au rez-de-chaussée. J'étais alors ce que l'on peut appeler un « voisin bruyant ». La maison faisait souvent « portes ouvertes », et les amis débarquaient pour étudier, discuter, dîner, prendre un verre ou se joindre à nous pour jouer de la musique. Les voisins étaient charmants, et personne ne se plaignait du bruit. Sauf ma voisine de palier, une dame âgée, qui, un jour, avec beaucoup de précautions et de diplomatie, me demanda ce service : « Vous savez, vos soirées et votre musique ne me dérangent pas. Par contre, pourriez-vous avoir l'amabilité de ne pas claquer la porte ? » Étonnant ! Tout le bruit qu'on faisait ne la dérangeait pas, mais celui-ci la gênait particulièrement. Elle a raison : claquer la porte est un bruit agressif, brutal ! Depuis, je ne claque plus les portes. En bonus, c'est un excellent moyen de ne pas oublier ses clefs à l'intérieur !

Vous l'aurez compris : « ne pas claquer les portes », c'est parler calmement, et ne pas raccrocher au nez. C'est éviter d'être agressif, et faire montre de douceur !

III

COMMENT PRÉSERVER SON COUPLE

« Je »/« Tu » = « Nous »

Passer de « Je » et « Tu » à « Nous » !

L'existence du couple et l'expérience du partage,
le désir de recevoir pour pouvoir donner constitue
la finalité et l'essence même de la « Création ».

— L'auteur

« Le plus beau vêtement qui puisse habiller une femme,
ce sont les bras de l'homme qu'elle aime ».

— Yves Saint-Laurent

1 L’organisation du mariage

Il est fréquent – et c’est naturel – que, pendant les préparatifs du mariage, l’ambiance soit tendue. Les deux futurs époux et leurs familles ont des goûts différents, des envies différentes, des moyens financiers différents. Chacun veut imposer son traiteur, son orchestre, sa décoratrice, sa salle… Tant mieux, autant utiliser cette étape comme période test, car la vie de couple demande souvent des compromis, alors commencez par ça ! Sauf exception, c’est normal d’avoir des attentes différentes, mais la sagesse est de savoir composer, chercher un compromis, au lieu de se braquer. Si on ne trouve pas de décision commune, on peut alors céder chacun à son tour dans un domaine. Par exemple : l’un choisit l’orchestre ; et l’autre, le traiteur.

Contrairement à Karl Lagerfeld qui dit qu’en amour il « ne rampe devant personne », justement, l’amour demande parfois des concessions qui vont jusqu’à l’abnégation de soi. Certes, si en face nous avons une personne idiote ou malsaine, elle confondra cela avec de la faiblesse. Si c’est une personne sage, elle saura être reconnaissante, et y verra la preuve d’un grand amour et la volonté de trouver une solution pour sauver ou ménager son couple.

Vouloir faire plaisir à l'autre prouve à la fois que je l'aime et que je ne suis pas égoïste et égocentrique. C'est aussi un test qui met, parfois, à jour les particularités de la belle-famille. Autant en être conscient. Cependant, ne pas oublier que, dans tous les cas, la période qui précède le mariage est stressante, et nous pouvons avoir des doutes quant au choix que nous avons fait. Toute décision nouvelle ou importante est génératrice de stress, car elle engage un investissement affectif et financier. Le mariage est – théoriquement – supposé être une union pour la vie. Il est compréhensible qu'il puisse exister des tensions, parfois majorées par l'organisation de la réception et son financement. Il est nécessaire de distinguer ce malaise de celui qui peut exister quand « ça sent le brûlé », et qui nous signale qu'on fait fausse route. La nuance n'est pas toujours évidente.

Concernant les dépenses, à l'époque où les femmes ne travaillaient pas, les choses étaient simples : généralement, c'était l'homme qui payait le mariage. Certes, dans certaines cultures, la fille apportait une dot. Aujourd'hui, on partage moitié/moitié, ou au prorata des invités.

Si une famille est bien plus riche que l'autre, le bon sens est de s'aligner sur la famille la plus modeste et d'organiser une fête sobre. Si la famille aisée souhaite une réception plus majestueuse, c'est à elle d'assumer la différence, avec bon cœur et sourire !

Auparavant, il n'y avait pas de contrat de mariage, et naturellement les biens appartenaient aux deux parties, ou plutôt au couple (*parties* étant un terme juridique, évoquant déjà un contrat de mariage !). En cas de malheureux divorce, il fallait tout partager. Actuellement, le cas le plus fréquent est le contrat de mariage qui stipule que ce qui appartient à chacun reste à chacun ; n'est en communauté que ce qui a été acquis pendant l'union. Il est certain que cette *précaution*

ajoute à la tension et à la méfiance qui existe déjà, quelle que soit l'union.

Quant au budget alloué à la fête, il n'est pas nécessaire de tomber dans l'ostentatoire et l'hollywoodien. Lorsqu'on a du goût et de l'imagination, on peut organiser une belle réception, sobre, classe et originale, même avec peu de moyens.

Un mot sur le fameux « enterrement de vie de célibataire », dont la seule appellation est suffisamment sordide et morbide pour dissuader de le faire. Tomber dans la débauche en organisant une soirée strip-tease, voire plus…, est juste un contresens d'une soirée « préparant » à la vie à deux. Cependant, passer une bonne soirée originale ou partir en week-end dans un lieu singulier et insolite avec ses meilleurs potes peut être une excellente idée.

L'essentiel est de respecter les choix des futurs mariés et de ne pas les obliger à se ridiculiser dans des plans tordus ou malsains.

Pour conclure, je rappellerai que le mariage est une fête, et qu'il doit se préparer dans un esprit de fête, et non de tension ; en recherchant le bon, et non l'extravagant.

2 Intérêt des conflits : la confrontation a aussi du bon

Il est légitime d'avoir des opinions différentes ; et cela explique qu'il puisse arriver à des partenaires de se disputer. Un couple qui se dispute, et où il existe des contradictions, est un couple normal. C'est largement préférable à un couple chez qui tout va bien (du moins, en apparence), jusqu'au jour où on apprend, surpris et médusés, qu'ils se séparent. En fait, ils ont trop retenu, contenu leurs différends, jusqu'à ce que ça craque.
Voici l'histoire vraie d'un patient dont le plafond s'est écroulé ! Avec le temps, l'eau stagnante des pluies s'est accumulée sur le toit de la maison et a fini par ronger la structure. Pourquoi ? Parce qu'il n'y avait pas de gouttières ! La gouttière permet d'évacuer l'eau au fur et à mesure…

Plutôt que de refouler les conflits et, après saturation, aller à la rupture, il est préférable d'aborder ce qui ne va pas et de l'évacuer, en essayant de résoudre le problème ou en trouvant un compromis. La sagesse est dans la volonté

de trouver le bon compromis. L'idéal serait, autant que possible, un deal gagnant-gagnant.

Les conflits sont chose normale dans un couple. Et c'est dans la bonne gestion de ces conflits et leur dépassement que l'un et l'autre en sortent grandis et plus amoureux.

Finalement, dans un couple, il faut prendre soin de trois partenaires : la femme, l'homme et la relation. Cette dernière est à considérer comme un être à part entière qu'il faut entretenir et préserver.

Un patient m'a, un jour, demandé si, à force de disputes, un amour n'était pas sali, abîmé, souillé. Certes, oui ; si les disputes restent des disputes, elles nous usent au fur et à mesure. Tandis que, si elles sont l'occasion de mieux se comprendre, elles peuvent, au contraire, consolider une relation. Vous achetez une chemise blanche et, sans prêter attention, vous la salissez. Si vous vous donnez la peine de la nettoyer, elle retrouvera de nouveau sa couleur d'origine. Il est vrai, un peu moins vive ; mais, si le premier blanc est hérité, le second est mérité. De plus, il est en quelque sorte « plus blanc que blanc », comme aurait dit Coluche ! Ce serait semblable à la différence entre l'argent reçu « gratuitement » par héritage et celui gagné à la sueur de son front. L'acquis prime sur l'inné. Pour illustrer cette idée à mon patient, j'ai improvisé l'histoire suivante : un homme possédait un vase qu'il chérissait.

Il l'avait posé sur la commode de l'entrée. Un jour, par maladresse, il le fit malencontreusement tomber, et le précieux objet se brisa. Il s'attrista puis, plutôt que de se lamenter, il se mit à genoux et ramassa les morceaux, qu'il recolla patiemment un à un. Plus il s'appliquait, plus il prenait conscience de son attachement à ce vase, plus il l'aimait et redoublait de persévérance. Aux yeux de cet homme, même recollé, ce vase

était bien plus précieux qu'un autre tout neuf. En voyant faire cet homme, qui aurait pu tout simplement jeter les débris et en racheter un autre, le vase aussi se mit à l'aimer en admirant sa fidélité et sa ténacité.

Plus je donne, et plus j'aime.

Nous pensons a priori « J'aime, donc je donne », mais en réalité, c'est « Je donne, et alors je me mets à aimer », ou « Je donne, et alors j'aime encore plus fort. » Un peu comme dans la relation entre une mère et son enfant.

« C'est le temps que tu as perdu pour ta rose qui fait ta rose si importante », écrit Antoine de Saint-Exupéry dans *Le Petit Prince*.

Lorsque nous désirons réellement nous faire pardonner, réparer et reconstruire, nous réussissons à trouver les mots et les gestes nécessaires. À condition d'y mettre de l'amour, et d'enlever l'orgueil.

3 La remarque, oui ; le reproche, non !

Lors d'une séance, j'ai demandé au mari pourquoi il ne discutait pas plus souvent avec sa femme. Il me répondit : « Mais elle est toujours négative et dans le reproche, et ça me braque ! »

Il faut distinguer le *reproche* de la *remarque*.

Le reproche est chargé de mépris et a pour objectif de vous casser, de vous diminuer, de vous humilier. Tandis que la remarque est un signe d'affection et un désir de faire évoluer les choses, de les améliorer, de réparer, de construire, de reconstruire…

Je me souviens d'un entretien où j'ai dû expliquer au patient que je ne pouvais rien faire pour son couple.

Il se leva très énervé, disant qu'il avait été conseillé par sa psychanalyste qui lui avait promis que je pouvais les aider à éviter le divorce.

J'ai dû lui en expliquer la raison :

« Monsieur, j'ai reçu votre épouse il y a deux jours et, pendant toute la durée de la consultation, elle n'a fait que vomir sur vous. Je vous reçois à votre tour aujourd'hui,

et vous avez fait comme elle : cela fait une demi-heure que vous l'inondez de reproches.

— Mais docteur, me dit-il, tout ce que je vous ai raconté est vrai !

— J'en suis certain, lui ai-je répondu, mais ce n'est pas le problème : on peut tout critiquer, et aucun sujet n'est tabou ; cependant, il y a une manière de le faire. Vous vous critiquez l'un l'autre avec mépris, et on a le sentiment que vous ressentez presque du plaisir à lui faire des reproches. Or, lorsqu'on veut construire, on s'y prend autrement, parce qu'on espère trouver une solution qui améliorera la situation et qui nous changera, nous et notre couple. Mais, quoi qu'il en soit, on ne doit pas se réjouir des failles de l'autre.

Finalement, il a promis de changer le ton de son discours. Nous avons pu travailler et améliorer leur relation, et ils n'ont pas divorcé. »

Nous pouvons formuler notre opinion, ou notre conseil, dès lors que nous nous exprimons sans agressivité, mépris ou mauvaise foi. Tout est discutable, à condition d'y mettre les formes. La critique positive est signe d'affection vraie.

Ne rien dire, c'est ne pas aimer. Aimer, c'est accepter la personne avec ses qualités et ses défauts, et non l'image que j'ai d'elle. Critiquer, ou contester, ne remet aucunement en question l'amour que je porte[1]. Il faut rester solidaires : je te critique, mais cela ne remet pas en question notre relation automatiquement.

1. C'est l'idée du titre de mon précédent livre, traitant de la relation parent-enfant, que j'ai tenu à intituler *Prendre l'enfant par la main* (éditions Alphée, 2008) afin de bien exprimer la notion fondamentale selon laquelle un parent ne doit pas lâcher la main de son enfant. Il peut lui dire : « Je ne suis pas d'accord avec toi, mais tu restes ma fille/mon fils ! » Dans un couple, c'est la même chose, on ne lâche pas la main.

Une patiente à qui j'ai demandé le bilan de la semaine m'a répondu : « En rentrant de sa séance, mon époux m'a dit : "Nous devons nous débrouiller pour que ça se passe bien entre nous ; et, si un problème se présente, on réfléchit jusqu'à trouver une solution. Mais je veux que, dorénavant, chaque fois qu'on consultera le psy et qu'il nous posera la question 'Comment ça va ?', on lui réponde : 'Tout va bien, docteur !' Nous devons nous débrouiller pour que tout aille bien." »

On appelle cela la persévérance et le désir de reconstruire. Quel ne fut mon plaisir de recevoir, bien après la fin de la thérapie, un message m'informant qu'ils attendaient un autre enfant et que tout allait beaucoup mieux.

La suite des événements dépend souvent de l'impulsion que nous avons mise au départ : est-ce que nous cherchons la guerre et le conflit, ou la paix et le rapprochement ? Nos décisions vont dépendre de cet axiome de départ. Le joueur de golf, avant de taper sa balle, visualise le drapeau qui surplombe le trou sur le green. Ainsi, mentalement, cela se reproduit dans son jeu, ses coups sont orientés de manière presque magnétique vers ce drapeau.

Il en est de même lorsque nous définissons un objectif : nous imaginons toutes nos actions dans la direction, dans l'esprit, de cet objectif.

C'est pour cela qu'il est plus confortable de vivre avec une personne qui sait vous aimer, parce que ses remarques et ses interventions n'ont qu'un but : votre épanouissement personnel.
Tandis qu'une personne qui ne vous aime pas, ou qui ne sait pas vous aimer, ne cessera de vous importuner et de vous faire des reproches sur votre attitude, vos relations, votre famille, votre culture, vos passions, votre façon de marcher, de vous habiller… Elle ne respecte pas les différences.
Pensez-y dans votre « choix ».

4 Savoir parler, c'est bien ; savoir écouter, c'est mieux

Il faut savoir regarder et écouter les êtres qui nous entourent. En communication, certes, on apprend à parler, alors qu'il est plus important de savoir écouter que de savoir parler.

Plus que le fait de le comprendre, ce que l'autre attend de moi, c'est que je déploie des efforts pour essayer de le comprendre.

Écouter exige de nous de nous retirer, de faire de la place à l'autre, de descendre de l'estrade pour permettre à l'autre d'y monter. Il ne faut pas monter au filet en même temps. Le souci est lorsque nous avons à faire à deux tempéraments de « feu ».

Écouter, c'est s'interdire de parler.

Il est généralement plus facile de faire que de ne pas faire (de s'interdire de faire), comme il est plus facile de parler que de se taire.

Il ne s'agit pas de s'effacer, mais de se mettre de côté pour pouvoir écouter l'autre.

Lorsqu'il enseignait l'art de la comédie, Louis Jouvet conseillait, pour bien jouer un personnage, de se vider de soi pour se remplir du personnage et n'être plus que le personnage. De même, pour écouter, il faut se *rendre* disponible, créer en soi un espace dans lequel l'autre peut entrer. Si je suis trop plein de moi, il n'y a pas de place pour l'autre.

D'ailleurs, une des raisons pour lesquelles l'homme moderne a des problèmes de mémoire et des difficultés à écouter, c'est que sa pauvre tête est déjà pleine d'informations futiles, de soucis, d'inquiétudes, de parasites et de faux problèmes au point qu'il ne reste plus de place pour les choses importantes. Ou alors tout est mélangé, et il a du mal à faire le tri et à distinguer ce qui est important de ce qui reste accessoire. Pour entendre, il faut faire le vide, faire de la place afin que l'autre puisse « rentrer ». C'est ainsi que nous pouvons rentrer en « vibration » avec notre partenaire. Comme dans la connexion Bluetooth où l'on doit valider que l'on accepte que l'autre pénètre dans notre « domaine ». Vous ne pouvez pas recevoir de message, si votre messagerie est saturée !

Alors, débarrassez-vous des « activités » superflues afin de libérer du temps à consacrer utilement aux gens que vous aimez – parmi lesquels, vous-même.

5 Savoir se mettre dans la « peau » de l'autre

Il est une évidence que personne ne conteste : l'homme et la femme semblent venir de deux planètes différentes, parfois c'est même plutôt de deux galaxies ! Ce qui va paraître fondamental pour l'un peut sembler ridicule ou secondaire aux yeux de l'autre.

En thérapie de couple, il m'arrive d'organiser ce que j'appelle une « partie de tennis ». Je joue alors le rôle de médiateur et d'arbitre. Comme au tennis, chacun joue une balle, l'autre devant relancer cette balle, et non une autre. Concrètement, l'un choisit d'aborder un thème, et l'autre doit répondre sur ce même sujet ; et l'on poursuit jusqu'à conclure et trouver un compromis. Parfois, les sujets choisis sont inattendus.

Je prendrai pour exemple celui de cette femme qui demande à son compagnon d'être plus câlin, et surtout de l'écouter et de lui parler un peu plus. En général, la réaction de celui-ci est du genre : « Mais c'est ridicule. Qu'est-ce que tu veux que je te raconte ? » Pourtant, elle perçoit cela comme un manque d'attention et d'amour.

De son côté, l'homme demandera à sa compagne de lui préparer des petits plats avec amour. « Ma femme

ne cuisine pas, elle fait à manger!» se plaint-il. (Comprendre: cuisiner = faire de la bonne cuisine, en imaginant parfois des plats nouveaux et jouer au Dîner presque parfait *ou au* MasterChef*! Tandis que faire à manger = préparer un repas qui contient strictement les aliments nutritifs nécessaires à la santé, mais sans que cela ait forcément du goût – un peu comme les repas servis, en général, dans les avions). La réaction de la femme ne se fait pas attendre: «Mais ce n'est pas important! Il y a autre chose dans la vie que la bouffe!» Pourtant, à ses yeux, un plat préparé par sa femme sera meilleur, même s'il est moins bon qu'un repas préparé par une cuisinière. C'est un support d'amour. Il veut manger de l'amour.*

Nous constatons que ce qui est important pour l'un peut paraître futile pour l'autre, et vice versa.

Or, sauf cas particulier, ce n'est pas à moi de définir ce qui est important pour l'autre.

Faire plaisir à l'autre, c'est faire selon son plaisir, à condition que ce soit dans mes possibilités et que ce ne soit ni malsain ni pervers. Je précise cela (attention: l'exemple qui suit est un peu «hard», j'en suis désolé) parce qu'il m'est arrivé de recevoir un patient qui a exigé de sa femme qu'elle se masturbe devant lui pour stimuler son désir sexuel. Lorsqu'elle a refusé, il lui a rétorqué: «Tu dis m'aimer, alors tu dois me faire plaisir!» Et, inévitablement, il l'a traitée de «coincée». Évidemment, elle avait le droit de refuser. C'est son problème à lui si, avant de la rencontrer, il s'était fourvoyé dans une culture pornographique et avait fréquenté un milieu malsain (les prostituées). C'était injuste de l'accuser, elle, de ses frustrations à lui, et de la traiter d'«anormale».

Faire plaisir? Oui, mais pas à n'importe quel prix.

Chacun des deux doit faire un effort d'imagination pour mieux saisir les attentes de l'autre[1].

De même que notre «partie enfant» nous aide à mieux comprendre l'enfant, nous pouvons utiliser notre partie «femme» (goût, finesse, attention, délicatesse) – qui existe en tout homme de façon plus ou moins développée – pour comprendre notre compagne afin de percevoir et anticiper ses attentes.

1. Un des conseils majeurs donnés par les spécialistes aux parents d'un enfant autiste est d'essayer de se mettre à sa «place».

6 Partager les tâches ménagères

« Ma femme et moi nous suivons le conseil du psy. Nous partageons les tâches ménagères : je fais les taches, elle fait le ménage ! » ☺

Un article paru dans le magazine *Elle* cite une enquête de l'institut norvégien Nova dont la conclusion est inattendue et invite à la réflexion : plus les hommes participent aux tâches ménagères, plus grand est le risque… de divorce ! J'avoue avoir du mal à le croire, et encore moins à le comprendre.

L'interview, sur France Info, d'un journaliste pour la parution de son livre sur les hommes divorcés (lui-même étant divorcé) était fort intéressante. Il y confiait que les hommes divorcés se reconnaissent entre eux. Par exemple, expliquait-il, si, dans un parc, vous apercevez un homme accompagné d'un enfant avec la bouche tachée de chocolat, le blouson boutonné de travers, sans écharpe alors qu'il fait froid, vous pouvez être quasiment certain que cet homme est un père divorcé. Il a ajouté : « C'est vrai que la femme fait beaucoup de choses à la maison, mais on ne s'en rend compte vraiment que lorsque nous devons, nous-mêmes, assumer

ces responsabilités. C'est là qu'on réalise l'immense travail qu'elles fournissent à la maison. »

Aujourd'hui, les femmes travaillent, il est normal de partager l'intendance de la maison. Faire les courses, le ménage, passer l'aspirateur, ranger, mettre en marche la machine à laver, étendre le linge, le repasser, cuisiner, mettre la table, la débarrasser, faire la vaisselle, donner le bain aux enfants, leur servir les repas, vérifier les devoirs, expliquer quand l'enfant ne comprend pas, faire la récitation, border les enfants, etc. – des tâches impossibles à assurer par une seule personne. À chacun de choisir ce qui lui est le plus adapté. Par exemple, la femme prépare la cuisine, tandis que l'homme aide les enfants à faire leurs devoirs (ou le contraire, pour le cas des hommes qui savent et aiment cuisiner) ; la femme range la maison, pendant que l'homme passe l'aspirateur ; etc. Mais le mari affalé devant la télé ou devant son ordinateur pour regarder la dernière saison de *Prison Break*, alors que son épouse est débordée par le repassage, la cuisine et les enfants qui crient, c'est inacceptable. Sauf s'il compense par ailleurs, en endossant d'autres responsabilités, ou que chacun à son tour assure la soirée.

Bien évidemment, ce n'est pas élégant de parler de la répartition des tâches comme d'un contrat de colocation, et il serait plus juste et plus honnête que, naturellement et spontanément, chacun pense à faire ce qu'il a à faire. Mais, lorsque ce n'est pas le cas, il faut réfléchir comme si l'on était des colocataires devant partager la gestion de l'appartement, les courses, les dépenses, etc. Au-delà du sentiment d'injustice, cela peut être perçu comme un déni de sa personne.

Pensez-y !

7 Distinguer efforts et concessions

La réalisation d'un projet exige un prix à payer, un effort à fournir. On ne peut se contenter de seulement « désirer » et imaginer des projets, sans être prêt à s'investir pour que notre rêve devienne réalité.

Comme pour l'éducation des enfants, le couple demande de la patience et de l'énergie. Trop facile pour certains parents de se plaindre des échecs de leur enfant, en prenant comme comparaison le cousin ou le voisin qui a réussi. La réussite de ce dernier est souvent le résultat d'un lourd investissement de ses parents et du temps qu'ils lui ont consacré depuis sa plus tendre enfance.

C'est une construction longue et parfois pénible, mais quel bonheur de grandir ensemble, main dans la main et fiers de cette réussite ! Vieillir ensemble, devenir grand-père et arrière-grand-père, vous tourner vers votre femme et pouvoir lui poser la question : « Chérie, est-ce que j'ai été un homme bien[1] ? » Et elle de vous répondre : « Oui, *bien sûr,* chéri. Tu as été un homme formidable ! »

1. Référence à la fin du film *Il faut sauver le soldat Ryan.*

Généralement, ce sont les deux premières années de vie commune qui sont les plus difficiles. C'est la période où l'on doit fixer les nouvelles règles de cohabitation, apprendre à se retirer pour faire de la place à l'autre, réaménager…

Chacun a ses habitudes (en particulier, lorsqu'on a vécu longtemps célibataire) et refuse d'y renoncer. Chacun veut tirer la couverture à lui, tout en refusant de le reconnaître. La sagesse est dans la recherche des compromis et dans la double reconnaissance de l'autre. Le compromis, c'est un arrangement qui convient aux deux parties. En général, cela consiste à couper la poire en deux.
Les concessions sont souvent – à tort – associées à une notion de refoulement, d'auto-agressivité. Elles sont vécues comme un sacrifice. Tandis que les efforts, ce sont des difficultés assumées, acceptées car comprises, ou que l'on fait simplement confiance.

Un jour, Jeanine (une juive séfarade, vous comprendrez par la suite de l'histoire l'importance de ce détail) m'annonça dès le début de l'entretien que son mari, Denis, un juif ashkénaze, lui avait fait la surprise d'acheter deux billets pour le concert de Sarite Adad (musique orientale qu'elle adore). Évidemment, j'ai répondu :

« Ah c'est gentil. C'est pour y aller avec votre sœur, je suppose ?

— Ah non, pas du tout : il m'a accompagnée ! »

Étonné, car je sais que ce n'est pas du tout son style de musique, voire qu'il déteste ça, j'ai dit :

« Alors probablement qu'il a soupiré toute la soirée ?

— Pensez-vous, docteur ! C'est tout l'inverse. Il s'est même levé pour taper des mains avec les spectateurs, je n'en revenais pas.

— Alors là, c'est génial ! C'est ça le vrai sens du sacrifice : agir pour faire plaisir à notre partenaire même si, pour nous, ce n'est pas du plaisir. Mais, dans la mesure où ça fait plaisir à l'autre, on ressent tout autant son plaisir. C'est voir, dans ses yeux, le spectacle qu'elle regarde.

— Dans ce cas, je poursuivis, il faut lui rendre la pareille en lui prenant des places d'opéra par exemple, car je sais que c'est sa passion et que vous détestez la musique classique. Mais attention, vous devrez faire comme lui : c'est-à-dire vous débrouiller pour "aimer" le spectacle. Et non donner le sentiment de vous ennuyer toute la soirée, de soupirer et d'ajouter : "Ah, c'est vraiment pour toi que je supporte ce spectacle." Vous gâcheriez tout et retireriez le sens à votre geste. »

Elle en fit ainsi, pour le grand plaisir de Denis.

Faire des concessions (efforts, compromis), donne de la profondeur à votre relation et à l'amour que vous portez à votre partenaire. Cependant, si vous lui faites trop sentir l'effort que cela vous coûte, cela enlèvera de sa valeur à votre acte.

— Ce serait comme une danseuse de ballet, sur le visage de laquelle on lirait, à travers ses grimaces, les sacrifices que lui a coûtés la préparation de la chorégraphie. —

Certes, il est parfois important que l'autre sache les efforts que cela me coûte pour en prendre conscience. Mais, si les efforts effectués sont associés à de la souffrance, cela peut ressembler à une personne qui vous invite à dîner à la maison et qui, toute la soirée, vous fait ressentir les efforts qu'elle a dû faire pour préparer ce repas. Le fait de faire plaisir est supposé nous faire plaisir, et dans ce cas affichons un sourire plutôt qu'un visage crispé !

Un autre patient se sentait étouffé par trop de responsabilités. Il restait convaincu que si lui n'effectuait pas certaines corvées à la maison, son épouse ne les ferait pas ; ce qui est

faux. Lorsqu'on prend la peine de détailler qui faisait quoi à la maison, on constate que c'est sa femme qui faisait le principal et que c'est seulement un sentiment qu'il s'attribue. Comme il fait péniblement les choses, il a l'impression que c'est lui qui fait tout ! Ce qui explique pourquoi il se sent toujours épuisé.

La vie de couple exige-t-elle :

- Des efforts (= actes pénibles) ?
- Des sacrifices (= privations) ?
- Des concessions (= abandon de droit) ?
- Des compromis (= accommodements) ?
- Des renoncements ?

J'aurais envie de répondre : un peu tout à la fois, mais l'important réside surtout dans l'esprit avec lequel nous agissons, car c'est lui qui conditionne la nature de l'acte, plus que l'acte lui-même.

Pour le comprendre, voici une histoire qui l'illustre élégamment.

Je suis tombé, par hasard, sur un reportage qui montrait un vétérinaire assez particulier. Il travaille dans un parc naturel en Afrique et s'occupe des lions, en vivant avec eux comme un des leurs. Ainsi, il a réussi à tisser des liens très proches, au point de les câliner, de jouer avec eux… À un moment, on le voit plonger dans la rivière. Il nage puis, arrivé au milieu de la rivière, il fait signe à la lionne qui le scrute du regard de le rejoindre. Celle-ci se redresse, le regarde, puis le rejoint sans hésiter. Elle plonge à son tour, nage vers lui puis se met à l'enlacer et à jouer avec lui ! Pourtant, s'interroge le reporter, « les lions ont horreur de l'eau ? » – j'avoue que je l'ignorais. Et il poursuit en expliquant : « Mais le plaisir de faire plaisir à son compagnon (le vétérinaire) était tel qu'elle en a oublié qu'elle avait horreur de l'eau. »

C'est dans cet état d'esprit qu'il faudrait faire plaisir à l'autre : nous avons tellement de plaisir à faire plaisir

que nous en oublions ce que nous n'aimons pas habituellement. Et ainsi, les « sacrifices » que nous devons faire ne sont plus ressentis comme des sacrifices, mais comme des actes « naturels » !

Une adolescente me confiait que sa mère ne l'aimait pas et qu'elle préférait son petit frère. Lorsque je lui ai demandé un exemple de favoritisme, elle prit l'exemple du soir, où sa mère vient border son petit frère. « Mais, lui ai-je fait remarquer, elle t'embrasse aussi avant de dormir ? » « Oui, mais, mon frère, elle l'embrasse avec amour. Tandis que moi, c'est parce que mon père l'oblige à le faire. Ce n'est pas la même chose quand c'est fait par amour et quand c'est fait par devoir ! »

Telle la fameuse remarque qui fait mal : « C'est vraiment parce que je t'aime que je te supporte. » Justement, quand on aime, on ne sent pas qu'on supporte ! Même si c'est vrai que l'on fait preuve de beaucoup de patience, on ne le sent pas, voire on est joyeux de le faire.

Comme pour un enfant qui se sent porté par ses parents qui croient en lui et qui l'encouragent sur le chemin de la vie, un homme qui se sent supporté (dans le sens *supporter* d'une équipe de foot) sera encouragé à vouloir avancer et se bonifier.

Lorsqu'on veut construire, cela demande des renoncements, des sacrifices.

Où trouver cette énergie ? Dans le plaisir de bien faire (comme celui d'un travail bien fait), et dans celui de faire du bien !

8 Établir – ou rétablir – la confiance

Si je signe les documents que me demande mon assureur ou mon banquier, c'est parce que je leur fais confiance. Je n'ai même pas besoin de les lire, ou de les vérifier. D'ailleurs, techniquement, c'est difficile de lire toutes les pages ; et en général, ce n'est jamais très clair, pour un profane !

Si mes patients « écoutent » mes conseils, sans vérifier s'ils sont bons, c'est qu'ils me font confiance, notamment parce que je leur ai été recommandé.

Lorsqu'un homme arrive en retard à la maison, il existe deux manières de l'accueillir :

- en l'agressant avec un : « C'est maintenant que tu rentres ? »
- ou avec un « Bonsoir, chéri, comment ça se fait que tu rentres si tard ? »

En effet, l'accueillir froidement – alors que, peut-être, il a eu un souci majeur, qu'il a retrouvé sa voiture avec les quatre pneus crevés, qu'il a dû attendre la dépanneuse sous la pluie… ? Avant de lui « couper la tête », donnez-lui la parole ! Ensuite, vous déciderez…

La confiance est la pierre angulaire de la relation. Elle est le prisme à travers lequel l'autre nous regarde et interprète nos actes et nos paroles, qu'il nous voit comme un ange ou comme un démon, qu'il nous trouve drôle ou « lourd », beau ou moche !

Lorsqu'on est en posture de conflit, même s'il s'agit d'un frère ou d'un ami de longue date, on a tendance à oublier tous les bons côtés, et à ne se souvenir que des défauts et des fois où ça s'est mal passé. Par orgueil peut-être, pour ne pas endosser la responsabilité et devoir se remettre en question, on diabolise l'autre afin de mettre toute la responsabilité sur son compte. Notre *posture* fait que nous le voyons à travers un prisme déformant qui inverse l'image.

Si notre partenaire est convaincu que nous lui voulons du mal et ne nous accorde aucune confiance, il interprétera négativement tout ce que nous faisons – nos actes comme nos paroles. Nous ne pouvons réparer cette situation qu'en regagnant sa confiance, sans doute perdue parce que nous l'avons déçu.
Il existe une différence entre *épier* et *regarder*. Si regarder est une manifestation bienveillante où je m'inquiète et m'intéresse à un être qui m'est précieux, épier est signe de méfiance. Si l'autre croit en moi, il me porte et induit chez moi un comportement sain et *positif*. À l'inverse, s'il est convaincu que je suis « nul », son regard risque d'induire en moi un sentiment de dévalorisation et un comportement « négatif », néfaste, voire agressif.

Le Talmud conseille de raconter un rêve seulement à une personne qui nous aime (ou à un sage). En effet, dans la mesure où celle-ci nous veut du bien, elle interprétera forcément le rêve de manière *positive*. Mais en quoi est-ce

que la lecture du rêve est si importante ? Après tout, ce n'est qu'un rêve. En réalité, plus qu'on ne le pense, de cette interprétation peut dépendre la suite de l'histoire… Pour une grande part, c'est nous qui l'écrivons, en induisant inconsciemment les événements dans un sens ou dans un autre ! Il est fondamental de projeter des images positives afin de donner à son histoire une dynamique constructive.

Tandis que la méfiance parasite et alourdit le système, la confiance crée une dynamique constructive et génère l'espoir et l'énergie pour reconstruire.

Évitez de vous limiter à l'apparence extérieure de l'événement (ou de l'histoire), et ne diabolisez pas l'autre.

« Dans la vie, fais confiance à ceux qui peuvent voir ces trois choses : ta peine derrière ton sourire, ton amour malgré ta colère, et la raison de ton silence. »

9 Séduire, c'est bien. Entretenir, c'est mieux. Ou comment éviter le piège de la monotonie

Vous venez d'acquérir un tableau d'une grande valeur. Vous avez longtemps hésité à l'acheter, parce que cela représente un gros investissement. Ensuite, vous hésitez sur le type d'encadrement qui convient. Puis vous réfléchissez sur le lieu où il serait le mieux mis en valeur.

Une fois encadré et accroché, vous l'admirez, et vous insistez auprès de vos invités pour qu'ils le regardent et vous disent ce qu'ils pensent de votre précieux tableau.

Un mois plus tard, vous le voyez déjà beaucoup moins.

Un an après, vous n'y prêtez plus attention – comme s'il n'existait plus. À croire qu'il s'est incrusté dans le mur. C'est le piège de la répétition : la monotonie vous gagne !

C'est l'histoire d'un couple marié par amour depuis neuf ans, ayant trois enfants et pour qui tout se passait bien, du moins au début. Puis la monotonie s'est installée.

« J'ai fait de nombreuses erreurs, me confia son épouse, mais je pensais qu'on s'aimait suffisamment pour ne jamais parler de divorce. Je n'ai pas senti qu'il était nécessaire d'entretenir

notre relation. C'est vrai aussi que je n'ai fait que m'occuper des enfants, et que je me suis laissée aller. Je n'ai pas vu ma relation se dissoudre au fur et à mesure. Il a commencé à s'ennuyer à la maison, à sortir avec des copains, à faire du sport. Il y a trois mois, j'ai découvert qu'il me trompait. »

Lui comme elle sont responsables de ce « laisser-aller ». Mais lui, en plus, a fait l'erreur de chercher une solution à l'extérieur, avant de la chercher à l'intérieur ! Finalement, un miracle s'est produit. Il a pris conscience du mal qu'il avait fait et de ce qu'il était en train de détruire : son couple, sa famille, et surtout sa propre existence. Il a demandé pardon à sa femme, a quitté son travail afin d'éviter sa maîtresse qui était une collègue et de bien montrer qu'il était de bonne foi et animé de bonne volonté. Il a proposé à son épouse de « changer de vie » complètement. « On va faire un nouveau mariage », lui a-t-il promis.

« La répétition est un principe de mort », disait mon professeur de français, Monsieur Daubresse. Être en mouvement, c'est être vivant.

De même que la jeunesse est dans le renouvellement, la vieillesse est dans l'immobilité.

> Théodore Monod était un célèbre naturaliste et explorateur, spécialiste des déserts. Personnellement, je l'admire parce que, dans les reportages qui lui sont consacrés, on le voit dans les dunes marcher avec sa canne, malgré son grand âge. C'est cela, la jeunesse : être dans le mouvement et le renouvellement. Pas forcément un mouvement physique, mais un mouvement spirituel, avancer, se bonifier…

Rav Josef Sitruk dit que c'est à nous de transformer ce qui est « ordinaire » en quelque chose d'« extra-ordinaire » (= qui sort de l'ordinaire).

Comment échapper à la monotonie ?

Changez la place du tableau par exemple, pour le voir sous un angle nouveau, avec un regard renouvelé. Il faudrait presque oublier que vous possédez ce tableau, et avoir l'heureuse surprise de le savoir à vous.

Je conseille parfois, à défaut de refaire la déco intérieure, de changer les meubles de place et d'« élaguer » les pièces surchargées. Cela permet de les apprécier autrement.

Plus qu'échapper à la monotonie, c'est poser un regard neuf sur l'autre, que vous pensiez connaître complètement, qui vous permettra de découvrir de nouvelles facettes chez lui !

> Ne dit-on pas : « Nul n'est prophète en son pays » ? L'entourage est si habitué à sa présence qu'il ne peut voir, dans cet être familier, le grand homme qu'apprécient et honorent les étrangers. C'est ainsi qu'une personne va être remarquée au travail, ou *dehors*, par des personnes « bienveillantes » qui vont lui faire des compliments que ses proches n'ont pas faits. Et c'est là, d'ailleurs, que plane le danger de l'infidélité.

Penser connaître complètement notre partenaire est une pure illusion !

Pour preuve : jusqu'à notre dernier souffle, nous avons à peine compris une infime partie de ce que nous sommes. Pourtant, nous nous sommes *fréquentés* une vie entière !

L'être humain constitue à lui seul un véritable univers à découvrir. Cela ressemble à une pièce avec deux portes, dans laquelle vous pénétrez. Chaque porte donne accès à une chambre avec deux portes, dont chacune donne accès à une chambre, etc. C'est infini.

Au-delà de préserver de la monotonie, le plaisir de la découverte consolide la relation, en enrichissant la connaissance de l'autre.

Comment renouveler son regard ?

Le principe serait d'introduire de l'interdit dans le permis, du déséquilibre dans l'équilibre, de se déposséder pour re-posséder et, ainsi, renouveler sans cesse le plaisir du « déjà acquis ».

— Dans la tradition juive, le mari est supposé ne pas s'approcher de sa compagne pendant les périodes menstruelles. Un des bienfaits de ce rite, c'est d'entretenir le désir en introduisant des *coupures*, des *séparations*, pour la retrouver ensuite avec un nouvel élan d'amour et de désir. D'ailleurs, au terme de ladite période, la femme se trempe dans un bain rituel (nommé *mikvé*), constitué en partie d'eau de pluie ; et, lorsqu'elle y entre, elle doit s'imaginer se tremper dans le liquide amniotique de sa mère ; et quand elle en ressort, c'est une sorte de renaissance ! —

C'est comme pour la vie : si je considère chaque jour comme le dernier, je le déguste et j'en profite comme un jour unique et nouveau, et non répété.

De même, chaque jour, ma compagne pourrait me quitter, et ce serait le dernier jour avec elle. Autant en profiter pour dire ou faire ce que j'ai à dire ou à faire.

Comme Fanfan (personnage merveilleusement bien joué par Sophie Marceau) qui, à la fin du film, rassure ainsi son compagnon manifestement angoissé par le risque de la monotonie et de la répétition : « Ne t'inquiète pas ! Je te quitterai tous les matins, et tu auras toute la journée pour me reconquérir ! »

Il est important de renouveler le regard que nous portons sur notre compagne, sur nous-mêmes et sur notre vie.

Comme l'écrit Christian Bobin : « On peut donner bien des choses à ceux que l'on aime. Des paroles, un repos, un plaisir. Tu m'as donné le plus précieux de tout : le manque. Il m'était impossible de me passer de toi ; même quand je te voyais, tu me manquais encore. »

Je ne peux m'empêcher de partager un extrait de ce magnifique poème de Paul Verlaine, *Mon rêve familier* :

« Je fais souvent ce rêve étrange et pénétrant
D'une femme inconnue, et que j'aime, et qui m'aime,
Et qui n'est, chaque fois, ni tout à fait la même
Ni tout à fait une autre, et m'aime et me comprend. »

Tous les matins, le soleil se lève ; et tous les soirs, il se couche. Les jours se répètent, mais il nous appartient de faire en sorte que chaque jour ait un goût spécifique. Le cadre est le même, mais ce qu'il y a dedans est différent. « Demain est un nouveau jour ! »

Comme le conseille un article sur « Comment booster sa créativité » (*Elle*, 2014), « Désapprenez, retombez en enfance, jouez les débutants en posant un regard neuf sur les choses, les objets qui vous entourent », par exemple : pourquoi une chaise a-t-elle quatre pieds ?

Restez conscient que rien n'est acquis, même si un contrat de mariage vous unit. La conquête, c'est bien ; l'entretien, c'est mieux. Il est nécessaire de raviver l'amour qui vous unit, de continuer à vous séduire mutuellement, à vous surprendre et à vous admirer pour vous rappeler que vous vous aimez. Votre partenaire a besoin de se sentir admiré par vous ; comme vous, d'ailleurs. S'il a omis de satisfaire spontanément certains de vos désirs, faites-le lui remarquer,

si vous le jugez nécessaire, mais sans agressivité. En devenant agressif et méprisant, vous devenez laid aux yeux de votre partenaire, qui à son tour sera réfractaire à vos avances. C'est tout le contraire de la séduction.

« Mais qu'est-ce donc que la séduction ? »

10 La séduction

Sur le plateau d'une émission télévisée consacrée à la séduction, le présentateur m'a demandé comment je pourrais la définir ? J'ai répondu à sa question en lui posant une autre question : « Si vous avez le choix entre boire de l'eau qui a le goût du champagne et boire du champagne qui a le goût de l'eau, que choisirez-vous ? » Il a répondu, *bien sûr* : « Du champagne qui a le goût du champagne ! » « Oui, mais entre les deux choix que je vous ai proposés ? » « Évidemment, je préfère boire de l'eau qui a le goût du champagne ! » J'ai alors conclu : « C'est ça, la séduction. Ce n'est pas forcément les traits du visage, une allure ou une tenue vestimentaire, mais plutôt une sorte d'atmosphère qui se dégage, un charisme, un magnétisme attractif, une aura qui enveloppe et donne un goût différent, particulier. Une note singulière qui nous rend unique, précieux et intrigant. »

La séduction est un habillage qui embellit la chose au-delà de révéler ou mettre en exergue sa beauté cachée. C'est un rayonnement qui sacralise la personne. C'est boire de l'eau en ayant l'impression de boire du champagne.

« La séduction suprême n'est pas d'exprimer ses sentiments. C'est de les faire soupçonner », conseillait Jules Barbey d'Aurevilly. C'est l'art d'être dans la suggestion, et non dans le dévoilement.

Lorsqu'une femme lui succombait, Don Juan disait, dans la mesure où c'était dû à ses manigances et artifices, qu'elle avait aimé le jeu de la séduction, et pas lui ! Ce qui reviendrait à dire qu'être dans la séduction c'est jouer une comédie.

Pourtant, même lorsqu'une histoire est sincère et authentique elle a besoin de *papier cadeau*, d'habillage, de mise en valeur. La différence ? S'il n'y a eu que de la séduction, on est refroidi quand on découvre un fond qui est vide et creux. Sinon, la vérité des sentiments et des valeurs intrinsèques de la personne aimée fait que cet amour est plus pérenne. Bien évidemment, lorsque la séduction se limite à de la séduction, il s'agit de drague, et non d'amour véritable. Cela pourrait intéresser les adolescents, mais pas des adultes en recherche de relation profonde et vraie. Pensez-y.

11 La sexualité est le langage d'amour du corps

Les femmes disent que je suis un mauvais coup.
Ce sont vraiment de mauvaises langues,
comment peuvent-elles dire ça
en deux minutes ?

— Woody Allen ☺

C'est faire l'amour (fabriquer l'amour)

La relation sexuelle est une manière d'exprimer l'amour que vous ressentez à l'égard de l'autre. Faire l'amour, dans le sens de *fabriquer l'amour* ! C'est pour cela qu'il faut distinguer « faire l'amour » et « avoir une relation sexuelle ». C'est la peau qui dit : « Je t'aime. »
C'est la communion et la fusion de deux corps, de deux cœurs, de deux âmes. Les deux corps s'emboîtent pour ne plus faire qu'un. C'est la quintessence de l'altérité, c'est lui pour moi, et moi pour lui.

C'est à la fois un rapport physique et affectif avec une dimension « spirituelle ».
Montrez-lui que vous l'aimez, que vous désirez lui offrir du plaisir et en recevoir en retour.

Soyez compréhensif et patient en *accompagnant* votre partenaire dans son crescendo. Un peu comme l'ouverture du *Boléro* de Ravel, où la progression est lente, et l'entrée successive des instruments se sent à peine. Tout en douceur. La montée est lente, palier par palier, pour s'accélérer progressivement vers le sommet, sans jamais heurter.

Comme un bon disc-jockey qui, en fonction de l'atmosphère qu'il ressent dans la salle, sait s'il faut accélérer le rythme ou, au contraire, le ralentir, l'adoucir.

Pour cela, il faut considérer l'autre comme un sujet, et non comme un simple objet pour assouvir son besoin sexuel. Un objet, c'est inerte et ça ne dégage rien, ni désir ni émotion. Un être humain respire, désire, soupire, et vous pouvez ainsi percevoir ses attentes en étant en vibration avec votre partenaire.

— Être en vibration, c'est établir une connexion, un peu comme dans la connexion Bluetooth où les deux appareils se « couplent ». Pour cela, il est nécessaire d'être sur la même longueur d'onde, d'être dans la même action, et non emprisonné, chacun, dans un univers différent, avec une attente différente. De cette manière, on perçoit sa peine, son bonheur, son inquiétude, sa satisfaction…, et on se règle en fonction de cela. Auparavant, comme pour le Bluetooth, il est nécessaire de « déclencher » le Bluetooth et d'accepter la connexion… —

Désolé de devoir le préciser, messieurs, mais votre compagne n'est pas une poupée gonflable. Cela semble

évident, pourtant, il arrive à certains d'oublier qu'ils ont affaire à une personne vivante, avec des sentiments, des émotions.

À une période où ça n'allait pas trop dans sa relation de couple, crise croisée avec celle de la quarantaine et son manque de confiance en soi, Stéphane, un patient, prenait systématiquement son Cialis (médicament stimulateur de l'érection) le jour où il «prévoyait» d'avoir un rapport avec sa femme. Alors, ça mettait une pression du genre : «J'ai pris mon médicament, maintenant il faut qu'elle y passe» (de manière caricaturale, bien sûr). En agissant ainsi, elle se braquait devant cette pression, ou alors elle se donnait à lui, mais de manière passive, «puisque c'est ça que tu veux». Je lui ai alors conseillé de ne pas prendre son stimulant de manière systématique, car ça le met sous pression, et lui, et elle.

Et, surtout, il en était réduit à la considérer comme un objet sexuel qui doit assouvir son besoin. Or, il aime réellement sa femme. Mieux, il l'adore. Ses yeux pétillent quand il en parle. J'ai alors tenté de lui expliquer qu'il fallait justement lui faire sentir cet amour, et surtout éviter de lui donner cette impression de n'être qu'un objet. Puis miracle : un matin, il l'a prise dans ses bras en l'enveloppant avec amour, elle a senti son amour, et ça s'est bien passé. Elle avait besoin de se sentir aimée, elle, et pas uniquement son corps.

Concernant ce couple, la clef était aussi de reconstruire une complicité intellectuelle qui s'était dissoute au cours des années. Les femmes ont besoin d'une entente intellectuelle, avant une entente physique. L'homme a tendance à oublier que la femme est cérébrale par nature, certaines femmes plus que d'autres. Et si lui est capable d'avoir envie dans toute situation, en ce qui la concerne, il faut auparavant un certain cadre de sérénité et de sécurité, sans lequel la relation intime ne peut se concevoir.

Votre partenaire est avant tout votre partenaire, donc un être avec qui vous désirez échanger un désir, partager un plaisir. Juliette, une patiente, me faisait remarquer que son nouvel ami lui « faisait l'amour », contrairement à son ex qui « assouvissait un besoin sexuel ».

Faire confiance et être naturel, sans se forcer ni forcer.

La sexualité, aujourd'hui, consiste hélas à montrer tout ce qu'on peut montrer, à imiter et vivre par rapport aux autres. La sexualité n'est pas une affaire de performance ni de référence à autrui.

> Vous êtes tout simplement en train de l'aimer, de vous faire plaisir et de faire plaisir... Décontractez-vous ! Vous n'êtes pas en train de passer un examen ni de faire preuve d'une bonne prestation. Vous n'avez rien à prouver.
> Alors, laissez votre corps respirer et s'exprimer. Ressemblez aux vagues qui se jettent sur la plage sans retenue. Lâchez-vous !

Difficultés sexuelles

Une difficulté dans les rapports sexuels doit être entendue rapidement, sinon la personne risque de ne plus en parler et de refouler son inquiétude, voire de la déplacer. Les gens qui ne sont pas « bien dans leur peau » ont tendance à être agressifs ; ce qui n'arrange pas les choses.

Comme en ce qui concerne les autres domaines, c'est trop facile mais stupide de reporter et projeter sur l'autre l'origine du problème sexuel. L'homme expliquant que c'est dû à sa femme qui est frigide, et n'est pas « portée sur la chose ». Et la femme racontant que c'est à cause de son mari qui est éjaculateur précoce !

Le sexe, c'est un problème à deux, et qui se résout à deux, et non tout seul ou toute seule.

Exemple : l'éjaculation précoce peut être due à un problème personnel, mais aussi induite par une partenaire « fuyante » (ou perçue comme telle), indisponible ou qui donne le sentiment d'un acte interdit. Pour améliorer la relation, il est plus intelligent de faire chacun sa part du chemin.

Il ne faut pas se précipiter sur l'interprétation facile : je ne désire pas, donc je n'aime pas ; ou je n'aime plus, et je décide alors de me séparer ou d'être infidèle !

Le sexe n'est pas forcément le thermomètre de l'amour.

Ce n'est pas parce que ça ne marche pas sur le plan sexuel, que cela signifie automatiquement que je ne l'aime plus ou que nous ne sommes pas faits l'un pour l'autre.

De même, ce n'est pas parce que ce pourrait être meilleur avec une autre, que je suis forcément amoureux de cette dernière.

C'est le cas de Guy qui, à un moment où les problèmes professionnels et familiaux s'étaient accumulés, avait trompé sa femme qu'il aimait pourtant. Il était convaincu d'être amoureux de sa maîtresse sous prétexte que « C'est génial avec elle ! » De la poudre d'or ! Il s'agissait d'une passion construite. (Ils « s'arrangeaient » l'un et l'autre pour se disputer souvent et ainsi nourrir la passion, voire la construire. Il suffisait que la situation se calme un peu pour qu'ils s'ennuient.) Ils dépensaient leur énergie à se disputer, non à se poser les questions véritables comme de savoir ce qu'ils faisaient ensemble et si leur relation avait un sens ! Les disputes étaient si violentes, si passionnelles (il lui est arrivé de casser une porte,

une lampe...) qu'elles leur donnaient l'illusion d'une relation forte et passionnelle.

En pareil contexte, je raconte généralement cette blague pleine de sens.

Au terme de sa vie sur Terre, un homme arrive au Ciel et, d'après son jugement, il a la chance de se voir attribuer une place au Paradis. Lorsqu'il y pénètre, il trouve des sages en train d'étudier nuit et jour et de discuter de questions existentielles et profondes. Après une semaine, il commence à ressentir un certain ennui. Il va demander au gardien responsable de la frontière avec l'enfer s'il pourrait aller voir ce qui se passe de l'autre côté. Le gardien lui répond que, évidemment, c'est possible : il existe un laissez-passer valable vingt-quatre heures. À peine arrivé en enfer, que voit-il ? Des danseuses nues, des grillades, des buffets avec des cuisines de toutes sortes, de tous les pays, de la drogue à profusion, des massages exquis, des jacuzzis, etc. Il « profite » de sa journée mais, hélas, c'est le moment de repartir au paradis. De nouveau, après une semaine, il va voir le gardien qui, cette fois-ci, lui explique que le laissez-passer n'est valable qu'une seule fois et qu'ensuite la décision est définitive. Le choix étant trop important pour le prendre à la légère, il demande un délai de réflexion. Au bout d'un mois, il n'en peut plus d'étudier et, finalement, décide d'aller en enfer. À peine arrivé en enfer, il est choqué de recevoir des coups de fouet, de battes de baseball et de massues cloutées. On le met à brûler à feu doux, suivi d'un bain d'huile brûlante... Il ne comprend rien à ce qu'il se passe ni à ce qui lui arrive. Intrigué, il demande au gardien de lui expliquer pourquoi la première fois c'était *génial,* et pourquoi cette fois-ci il reçoit des coups. Le gardien répond : « Mais c'est simple, mon cher ami ! Il ne faut pas confondre tourisme et immigration ! » Cette histoire

est bonne à raconter à celles et ceux qui imaginent que l'herbe est forcément plus verte ailleurs !

Il est évident que c'est plus facile pour une maîtresse d'être séduisante (surtout si elle est célibataire et n'a pas la charge d'une famille), ne serait-ce qu'en étant désirable parce qu'objet interdit. Le plaisir interdit est plus facile à avoir – à obtenir – que le plaisir « sain ». De même que détruire est plus facile que construire. Tandis que le plaisir sain fait appel à un art, à une connaissance, comme celle nécessaire pour apprécier un bon vin à sa juste valeur !

L'amour virtuel, superficiel ? C'est facile !

L'amour profond ? Plus difficile, mais intense et vrai !

À vous de choisir !

Certes, le « sexe », c'est important, mais pas vital. Lorsqu'on ne peut pas réparer ou améliorer, il faut, malgré tout, avoir une vue d'ensemble. Une pub (Darty, pour la nommer) disait : « Comparez, mais comparez tout ! » (Vous pouvez trouver un appareil électroménager moins cher, mais on vous facture le transport, l'installation, le débarras de l'ancien produit…)

L'idée est que, afin d'apprécier avec justesse une situation, il faut avoir une vision globale et ne pas voir uniquement les manques. J'ai déjà eu en thérapie un couple dont le mari ne pouvait, pour des raisons de santé, avoir des relations sexuelles. Néanmoins, son épouse était fort heureuse et épanouie, malgré ce handicap, parce qu'il le compensait largement par sa délicatesse, son respect et ses attentions.

Si, dans les autres domaines, la relation se passe bien, peut-être serait-il dommage de sacrifier le couple. D'autant que, parfois, le simple fait de raisonner ainsi – en pensant que ce n'est pas « grave » – enlève la pression qui pourrait exister ; et la relation sexuelle s'améliore, finalement.

Cependant, la solution doit toujours être recherchée à l'intérieur avant de la chercher à l'extérieur.
Il se peut, parfois, que le problème sexuel soit le symptôme de la fin de votre histoire, mais ce n'est pas automatique.
Il peut s'agir, entre autres, d'usure du désir, de problèmes annexes ou de problèmes techniques.
En effet, plus grave que la difficulté à réaliser son désir est l'absence de désir, qui préoccupe bien plus, mais ce n'est pas irréversible.

Pour se prémunir contre l'usure du désir, il faut créer de l'interdit dans le permis, pour se déshabituer, et non répéter l'acte de façon machinale comme une obligation que l'on fait parce qu'on doit la faire.

— Je conseille, de temps en temps, lorsque c'est possible techniquement et financièrement, de changer de cadre, le temps d'un week-end ou même d'une soirée, en allant dans un hôtel. Cela change la « vision », du moins cela permet une vision *alternative*. —

Par ailleurs, l'agressivité qui ressort par le biais de la sexualité peut être le reflet de problèmes non exprimés, non verbalisés. Le fait d'être échaudé par sa femme, ou de se sentir non désiré, peut induire un sentiment de castration, de frustration ou d'impuissance par un sentiment d'interdit et de désamour. La plus belle des femmes devient laide à nos yeux, dès l'instant où elle nous apparaît comme antipathique ou méprisante.

À l'inverse, le fait de se sentir admiré, désiré, stimule le désir et l'ascenseur émotionnel.

C'est pour cela que le « son » est important en amour, car il exprime le désir de l'un pour l'autre ; et le désir de l'un stimule le désir de l'autre, provoquant la « montée » en boucle du désir.

Dans une relation harmonieuse, l'autre n'est pas «perçu», vécu, comme un autre, car il fait partie de nous. On ne sent pas son regard. Le fait de se sentir «nu» dépend plus du fait de se sentir regardé que du fait d'être nu.

Pour preuve, dès qu'il y a rupture ou début de crise, l'autre redevient autre; et son regard, pesant – voire pénible – au point que sa présence dérange.

Le fait de se retrouver nus tous les deux met encore plus en exergue les handicaps de l'un et de l'autre.

La relation sexuelle peut cristalliser nos infériorités (ou les réparer, si tout se passe bien). C'est peut-être pour cela que les névroses se déclarent souvent lors de la première relation sexuelle.

Avant d'être bien en couple, il faut être bien avec soi-même.

Lors d'un séminaire, une participante a dit quelque chose d'intéressant: «Le premier service que je rends à la personne que j'aime, c'est de prendre soin de moi»!
— Il ne s'agit nullement d'égocentrisme, mais au contraire d'égoïsme sain: vouloir être bien avec soi-même pour être bien avec l'autre. —

Si nous sommes humbles, notre fragilité ou notre vulnérabilité ne dérange pas. Elle peut même être *embellissante* (voir le superbe film *L'Étrange Histoire de Benjamin Button*).

Tandis que, si nous sommes orgueilleux, dominés par un complexe de supériorité, ce champ – dont la nature est d'être celui de l'amour et de la tendresse – sera le lit des conflits, des oppositions et de la souffrance.

Signalons qu'un problème sexuel peut être un signe de dépression débutante. Mais notons aussi

que les antidépresseurs, avec leurs effets secondaires, peuvent induire des troubles sexuels.

Complexe du petit pénis et des petits seins

Selon une étude, environ la moitié des hommes trouvent leur sexe trop petit (45 %), tandis que la majorité des femmes (85 %) se disent satisfaites de sa taille ! Ce complexe est dû à la représentation véhiculée par les médias et à la culture porno qui entretient une frustration entre l'imaginaire et la réalité (ce qui se rapproche encore du fameux syndrome du prince charmant...). De façon malhonnête et injuste, on l'associe à un manque de virilité et de puissance phallique.

Lycéens, nous avons reçu un cours de sexologie qui nous a expliqué qu'avoir un petit pénis n'empêchait pas d'avoir des enfants ni d'avoir et de donner du plaisir !

Le risque d'un homme complexé (comme pour les autres complexes, d'ailleurs) est de devenir agressif ou de se montrer agressif en déplaçant la « responsabilité » sur sa partenaire.

— Je me souviens du cas d'une patiente que son mari traitait de « moche », alors qu'elle était jolie, parce qu'il n'arrivait pas à *bander* ; et lui disait que c'était de sa faute à elle ! —

Le rassurer à outrance n'est pas une solution non plus ; il peut interpréter cela pour de la pitié. Ce n'est réellement pas grave, non parce que c'est une illusion que je cherche à suggérer, mais vraiment ce n'est pas grave.

Ce serait l'équivalent d'une femme qui a des petits seins, cela ne pose pas de problème particulier non plus. À mon sens, vous n'avez pas besoin de vous faire opérer pour cela ; ou alors, si nécessaire, juste les relever lorsqu'ils

tombent après plusieurs grossesses. Cela ressemble à l'anecdote de « la veste croisée[1] » : la beauté n'est pas forcément dans des gros seins. Des petits seins mignons, c'est tout aussi beau.

De toute manière, je préfère peu et vrai à beaucoup et faux.

♥ Le désir

Selon Michel Reynaud, professeur en psychiatrie, « le cerveau est sexué. Chez la femme, le désir touche des zones émotionnelles et sentimentales. Et l'orgasme est un processus complexe où entre en jeu la confiance. Le plaisir sexuel féminin est influencé par les perspectives d'avenir pour le couple. Chez l'homme, le processus est plus simple. Ce sont les circuits visuels qui sont sollicités ».

Le docteur Sellem, quant à lui, affirme que : « Tous les patients présentant un trouble érectile sont atteints d'anxiété, à des degrés divers. Le trouble lui-même peut entraîner un cercle vicieux qu'il faudra rompre, sous peine de le voir s'installer d'une manière durable et parfois définitive. »

> Évitez de faire de la sexualité une question d'exploit. Ne cherchez pas à démontrer votre virilité ou votre féminité. Si vous n'en avez pas envie, ne vous forcez pas. Se forcer, c'est la meilleure manière de ne pas en avoir envie. Un désir ne se force pas. Tout au plus, on peut en favoriser l'émergence. Il vaut mieux peu et vrai que beaucoup et faux. Ne simulez pas, vous prenez le risque de masquer un plaisir

1. Voir p. 175.

que vous auriez ressenti si vous n'aviez pas simulé, mais qui est masqué par votre « conviction » de simulation, de mensonge. Cela étant, il faut se forcer un peu, comme lorsqu'on n'avait pas envie de sortir et que l'on s'est un peu forcé pour, finalement, avoir passé une bonne soirée. Comme le recommande le vieil adage : « L'appétit vient en mangeant. » Le désir ne doit pas forcément précéder l'acte. Plus on mange, plus on mange. Moins on mange, et moins on mange (on dit que l'appétit diminue parce que l'estomac *se rétrécit*). Pour le sexe, c'est la même chose : plus on le fait, plus on a tendance à le faire. Moins on le fait, et plus la libido baisse.
Le plaisir sexuel, c'est 70 % de psychique, d'imagination, et seulement 30 % de physique !

C'est le désir de se sentir désiré qui excite – chez l'homme comme chez la femme. Le sexe, ce n'est pas que physique, c'est aussi de l'affection, de la chaleur. L'épice du sexe, c'est l'amour ; et l'épice de l'amour, c'est le sexe ! Sinon, c'est le corps, mais pas le cœur, il manquera forcément quelque chose, et votre plaisir sera incomplet.

À propos de physique, il est vrai qu'un « bide » ce n'est pas très sexy, cela peut même être un tue-l'amour ! Pensez à prendre soin de vous (faire du sport, être propre, éventuellement se parfumer, mettre des crèmes pour adoucir la peau), sans que cela ne devienne une obsession. Épouser un homme mince, svelte et musclé, puis se retrouver après quelques années avec un homme qui a pris plusieurs kilos et des bourrelets peut décourager la plus amoureuse des femmes. Et réciproquement, *bien sûr.*

Évidemment, on ne peut pas rester éternellement jeune, mais il s'agit de prendre soin de soi, et d'éviter le laisser-aller qui, au-delà de ne plus être attirant, peut être

interprété comme: « Tu n'es pas importante pour moi, sinon je ferais attention à moi, et je ferais des efforts pour continuer à te plaire. »

— Cela étant, il semblerait qu'aux États-Unis il existe une mode favorable aux hommes qui ont « du bide » (le concept « Dad bud »), parce que c'est le signe que ce sont des hommes sérieux qui ne cherchent pas à séduire d'autres femmes en faisant du sport pour mieux paraître et plaire ! —

Conseil élémentaire, mais à rappeler : le fait d'être dérangé sur le plan digestif (constipation ou ballonnements) peut gêner le désir et le plaisir. Pensez à faire vos « besoins » avant d'avoir une relation intime. De même, pensez à prendre une douche, si besoin.

Ne soyez pas obsédé par la fréquence des rapports ni par leur haute technicité. Ne cherchez pas non plus à vivre une relation amoureuse « idéalisée », à la Roméo et Juliette. Aucun intérêt : ils meurent tous les deux sans finalement vivre réellement leur « amour ».

Conseils pour les hommes

N'oubliez pas que la femme la plus belle est celle que vous aimez et qui vous aime.

Demandez-vous si ce n'est pas votre indisponibilité qui la rend peu désirable à vos yeux. Si votre esprit est « ailleurs », cela revient à goûter un bon vin quand la bouche est encore pleine de Coca-Cola !

Évitez de vivre dans la frustration et le désir de la femme que vous n'avez pas ; appréciez plutôt celle que vous avez. Elle est ce que vous voulez qu'elle soit.

« Ne changez pas le monde, changez vos yeux[2]. » Ne cherchez pas au loin ce qui est tout près.

« Les hommes marchent naturellement ainsi, regardant toujours le trottoir d'en face, guettant des beautés souvent moindres que celles marchant à leurs côtés[3]. »

Ce qui rend unique votre partenaire ? Simplement le fait que ce soit votre partenaire !

Le fait que vous l'ayez choisie comme l'élue de votre cœur la différencie de toutes les autres. Et, en cela, c'est la plus belle. C'est la rose du Petit Prince qui, à ses yeux, est complètement différente de toutes les autres roses, parce qu'il l'a « adoptée ». Si vous prenez le soin d'aimer votre compagne, elle risque de devenir encore plus belle qu'elle ne l'est déjà et vous faire découvrir des trésors insoupçonnés. Une rose est toujours plus belle dans la main d'une personne qui sait la *sentir*. Si l'écrin est approprié au diamant, il lui donne encore plus d'éclat et de lumière…

« Un jour viendra,
qui saura te sentir
et te rendre encore plus belle
que tu ne l'es déjà[4]. »

La femme est plus lente à *venir* que l'homme. Ainsi, le but des préliminaires (caresses, baisers), en plus de donner de la tendresse, est de réajuster les deux rythmes pour être synchrones ; et c'est qu'alors qu'il sera bon de passer à *l'acte*.

2. Titre du prochain livre de l'auteur.
3. Extrait du *Dernier Royaume*, du même auteur, recueil de poésies, édité sous forme de cartes postales.
4. *Ibid.*

Ne vous focalisez pas sur la « pénétration », pensez plutôt à la sensualité. La pornographie a faussé l'idée du sexe et donné une image déformée de la vraie sexualité.

Soyez complètement relâché, et ne vous inquiétez pas, les choses se feront naturellement par elles-mêmes.

Si vous êtes relâché, *il* se contractera. Tandis que si vous êtes contracté, *il* se relâchera. C'est comme en ski nautique : on aurait tendance, *a priori*, à contracter les jambes, tandis que le moniteur nous explique qu'au contraire il faut les relâcher. Vous n'avez pas besoin de jouer au macho qui sait tout et qui se prend pour l'étalon qu'il n'est pas.

Dans le cas où la femme est épuisée par son nourrisson, le fait de l'aider en vous occupant de celui-ci, au-delà de la soulager, va lui permettre de prendre de la distance avec son enfant et ainsi rééquilibrer sa libido et sa vie de femme.

Parfois, le problème sexuel est indépendant du couple, et il s'agit plutôt d'un problème personnel.

Une patiente, jeune mariée, se plaignait de son mari qui ne l'avait pas approchée depuis deux ans, depuis qu'elle avait accouché de leur premier enfant. En recevant le mari, il m'expliqua : « Vous comprenez, docteur, je dois la respecter, maintenant que c'est la mère de mon fils » ! Comme si faire l'amour à sa femme était lui manquer de respect. Aussi l'ai-je encouragé à « manquer » de respect à sa femme chaque fois qu'il le pouvait !

Conseils pour les femmes

Sharon Stone, dans le film *Basic Instinct*, est un monument d'érotisme et de sensualité. La même actrice, dans le film *Double Intersection*, campe le personnage d'une épouse froide et castratrice. Aussi surprenant que cela puisse être, elle joue le rôle à merveille, et on y croit ! Pourtant, physiquement, c'est la même : c'est le même *corps*, et la même apparence extérieure. Cela signifie que le même physique peut inspirer le désir ou la castration, selon les attitudes, les allures de la femme. C'est la femme qui décide – consciemment ou non – de ce qu'elle veut dégager comme émotion : la sensualité, la nonchalance ou la froideur.

Une amie de Marilyn Monroe raconte comment, alors qu'elles se baladaient ensemble dans les rues de Los Angeles, elle était étonnée de ce que les passants ne se retournaient pas sur elle ni ne la reconnaissaient. Suite à cette remarque, Marilyn lui répondit : « Tu veux qu'ils se retournent ? » Et elle se mit alors à marcher en se cambrant, la poitrine haute comme une fière amazone, et adoptant l'attitude sexy qu'on lui connaît. Soudain, elle capta le regard des gens qui la fixaient, comme hypnotisés. Ce qui signifie que c'est elle qui décide d'être « normale », ou de jouer la « Marilyn ». Ce que nous dégageons est parfois inconscient, mais parfois conscient et volontaire : sensuelle ou froide, discrète ou exhibitionniste.

Dans une relation, nous sommes deux, et les deux sont coacteurs ou coresponsables, de manière active ou passive, de ce qui va se passer (ou ne pas se passer). Il y a l'émetteur, mais il y a aussi le récepteur. J'ai connu un patient marié à une belle femme, mais qui trouvait qu'elle ne l'« inspirait » pas.

Il est vrai aussi qu'il existe des femmes qui, une fois devenues mères, se consacrent exclusivement à leur rôle de mère et négligent entièrement leur fonction de femme et d'épouse. En plus de se retrouver marginalisé par rapport aux enfants, l'homme voit dans sa femme une mère, et non plus une épouse.

Il peut s'agir d'une déformation culturelle où « la sexualité, c'est sale ! » Une éducation où le plaisir, et en particulier le plaisir sexuel, est honni, banni, interdit. Pour exemple, cette jeune fille dont le père, un catholique engagé, la traitait de « pute » pour peu qu'elle s'habille en jupe. Toute acceptation ou recherche de féminité était synonyme de débauche, de prostitution. Pour certaines jeunes filles, aller avec un garçon, c'est tromper leur père, ou au minimum le décevoir ! On voit bien que, parfois, c'est une erreur « conceptuelle » de l'idée que l'on se fait des choses.

Conclusion

Ne cherchez pas obstinément un idéal de plaisir sexuel avec la recherche du fameux « orgasme ». L'orgasme, c'est une vision qui me rappelle une citation sur l'amour : « Il en est du véritable amour comme de l'apparition des esprits. Tout le monde en parle, mais peu de gens en ont vu ! »

Le jeu et la fantaisie – à la condition de ne pas confondre *délire* et *débauche* – ne sont pas à négliger.

Savoir faire l'amour s'apprend, même si cet acte est supposé être spontané et naturel. Non pas qu'il faille prendre des cours de sexualité, mais tout simplement faire appel à son bon sens et réajuster, au fur et à mesure, sa manière de faire l'amour, en tenant compte de l'autre, en le sentant pour être en phase.

Faire l'amour, c'est dire « je t'aime » avec la peau, avec son corps.

C'est un abandon de soi, dans un désir de partage, en confiance et sans résistance. C'est une énergie d'amour et de compassion.

Préférez la qualité à la quantité.

Soyez simple, vous verrez, c'est beaucoup mieux.

Être simple, c'est réussir à lui faire sentir : « *Quand il me prend dans ses bras, qu'il me parle tout bas, je vois la vie en rose.* »

C'est simple. C'est spontané. C'est beau.

Je conclurai en citant une jolie devise valable pour la vie en général et le sexe en particulier : « Le sexe est un sujet sérieux qu'il faut traiter avec légèreté, et inversement. »

12 Comment garder son homme

La relation avec son compagnon peut être consolidée à trois niveaux : le sexe, les bons repas, la complicité.

- **Le sexe (femme-maîtresse) :** à défaut d'avoir une relation sexuelle, il faut avoir une relation sexuée, tactile, sensuelle. Vous n'avez pas besoin de déployer des artifices surnaturels ou d'acheter des stores (référence au film *9 semaines 1/2*). Le plus important, c'est la tendresse, la sensualité, les câlins afin que l'homme se sente homme ; et la femme, femme. Si les voitures roulent à l'essence, les humains marchent à la tendresse ! Au minimum : un bisou le matin en se quittant pour aller travailler ; un bisou, le soir en rentrant à la maison ; un câlin ou un gros *hug* avant de s'endormir…
- **La bonne bouffe (femme-mère) :** c'est un sujet souvent considéré par les femmes modernes, victimes des médias, comme étant un signe de soumission des femmes primitives, esclaves de leur mari. La nourriture est non l'objet mais le support de l'affection, l'expression de l'amour que l'on porte à l'autre. Lorsqu'une mère donne à manger à son enfant, elle est en train de l'aimer. Au point que, même des maris disposant de cuisinière à domicile

ou qui commandent chez un traiteur, sont capables de préférer un plat préparé par leur épouse quand bien même il serait moins réussi. C'est tout simplement l'envie de manger un repas préparé par sa femme ! Cela étant, pour le grand bonheur des hommes, la tendance actuelle (grâce aux émissions du genre *Top Chef* et aux livres de cuisine édités en masse) est de revaloriser l'art de la table et le plaisir de la bonne cuisine pour réussir un repas « presque parfait ».

- **La complicité (femme-sœur) :** la complicité, c'est ce qu'il trouve dans sa compagne et qu'il ne peut trouver nulle part ailleurs, même auprès de la plus jolie des femmes. C'est cette oreille attentive qui fait de vous son port d'attache, son foyer d'amour vrai, de bienveillance, de compréhension, de présence constante, quelles que soient les difficultés vécues. Vous êtes sa conscience, sans laquelle il ne peut survivre. Je me souviens d'un ami qui m'a confié que sa femme voulait divorcer, car elle ne supportait plus ses écarts de conduite (il la trompait). Dans son cas, tout particulièrement, si elle le laissait tomber, il se retrouverait comme un corps sans âme ! Je lui ai dit : « Débrouille-toi pour te faire pardonner. Change et récupère-la. Tu ne pourras pas survivre sans elle : elle est ta conscience ! » Ce discours l'a *réveillé*. Il a compris que ce que sa femme lui offrait, ses jeunes maîtresses – aussi jolies soient-elles – ne pouvaient le lui procurer. Ils sont toujours ensemble à ce jour. La femme-sœur est celle qui sait vous dire les mots qui vous apaisent, vous donner les bons conseils ; bref, vous accompagner sur le long chemin de la vie.

En résumé : c'est le trépied femme-mère, femme-sœur, femme-maîtresse qui permet la réussite. Un peu des trois, ce serait génial.

13 Comment garder sa femme

On raconte qu'Einstein, génie d'exception s'il en est, avait confié qu'il lui était plus facile de résoudre la formule mathématique la plus compliquée au monde que de comprendre comment fonctionnait l'esprit de sa femme !

Voici une blague qui ravit les hommes : un voyageur ramasse un objet brillant, pensant qu'il s'agit d'un bijou précieux. Alors qu'il s'en saisit, l'objet s'avère être un crapaud, qu'il rejette aussitôt ! Surprise : le crapaud se met à parler et, tout reconnaissant de lui avoir laissé la vie sauve, lui révèle qu'il est un génie qui peut exaucer son vœu le plus fou. L'homme répond, dans un premier temps, qu'il n'a besoin de rien. Puis, devant l'insistance du génie, finit par demander : « J'ai un cousin qui habite en Amérique, mais je ne peux pas lui rendre visite parce que j'ai peur de prendre l'avion. Peux-tu construire une autoroute afin que je puisse aller le voir ? » Le génie, ne s'attendant pas à ce genre de souhait, lui propose d'en formuler un autre. Après réflexion, l'homme demande : « Ah voilà ! J'aimerais bien comprendre ma femme. Tu peux m'y aider ? » Déstabilisé, le génie réfléchit un long moment pour finalement lui répondre : « Ton autoroute, tu la veux d'ici à où, exactement, en Amérique ? » ☺

Voilà, on l'aura compris, pour la majorité des hommes, la femme est une énigme ! Elle leur paraît imprévisible, car, ne « matchant » pas avec leur logique, elle peut réagir à l'inverse de ce qu'ils attendent d'elle.

Pour son anniversaire, après de nombreuses recherches et hésitations, vous lui achetez un sac rouge. Vous vous dites que c'est sa couleur préférée, et vous marchez vers un succès « mathématique » garanti. Sauf que…, certes, le rouge est sa couleur préférée, mais en déco d'intérieur, pas en ce qui concerne les accessoires. Porté, elle le trouve vulgaire !

On appelle ça un « flop » !

Pour vous rattraper, l'année suivante, vous lui organisez une belle fête dans un bus-discothèque, avec toutes ses meilleures copines. Ce coup-ci, vous vous dites que c'est bon, aucun risque de se tromper : elle aime la musique, elle aime ses copines… Sauf que… elle aurait préféré, cette année-là, une soirée romantique en tête-à-tête avec vous. Néanmoins, vous avez essayé de la surprendre et de lui faire plaisir, et pour elle c'est ce qui compte.

Si certains qualifient le comportement féminin d'« aléatoire », c'est que la personnalité des femmes est riche, complexe, haute en couleur aux multiples dégradés. De quoi égarer les hommes qui aiment les conclusions hâtives et font rentrer les êtres dans des cases très étriquées dont ils ne peuvent plus bouger.

Pierre Maraval, un ami photographe, avait intitulé une de ses expositions : « Mille femmes ». Son principe : photographier mille femmes, célèbres ou non ; l'objectif étant de montrer que la beauté féminine n'est pas unique et qu'elle peut se décliner de nombreuses manières. Mais aussi, et surtout, afin d'exprimer l'idée que dans chaque femme se cachent mille femmes. À vous de découvrir, messieurs, laquelle de ces femmes s'adresse à vous !

Alors, comment conquérir et garder sa femme ?

Déjà, en prenant en considération sa richesse intérieure, et en ne la considérant jamais comme un « acquis ».

Même si, parfois, elles s'en cachent, dans leur grande majorité, les femmes sont romantiques. Elles attendent de leurs partenaires qu'ils les courtisent et les surprennent, mais pas de n'importe quelle façon, avec élégance. Ensuite, que la relation soit ponctuée d'attention, de complicité et de réel partage.

Les femmes aiment savoir qu'elles peuvent compter, s'appuyer, sur leur partenaire ; qu'ils feront face ensemble aux épreuves de la vie. Elles aiment les hommes responsables, ceux qui ne fuient pas dès que le vent se lève – comme de grands gamins attardés ou comme de gros égoïstes.

C'est la raison pour laquelle une femme vous mettra souvent à l'épreuve avant de vous accorder sa confiance. Pour la majorité d'entre elles, un couple stable est un couple qui repose sur une confiance mutuelle. Il ne faut jamais oublier que les femmes détestent qu'on leur mente, et ont une mémoire infaillible pour se souvenir du moindre de vos écarts de conduite ! Stable ne signifie jamais qu'elles considèrent que l'amour est acquis. Bien au contraire. Une de mes amies aime à parler de sa relation de couple comme d'un jardin sans cesse à entretenir.

À l'heure actuelle, où l'on semble redonner une place à l'intelligence émotionnelle, il faut considérer que cette dernière tient une part importante chez la femme, et que l'on ne peut pas l'aborder ou la comprendre avec un esprit cartésien et pragmatique. Il s'agit de sentir et d'être à l'écoute de ses émotions,

quand bien même on en mesurerait mal l'importance. Accompagner sa femme dans ses émotions est une des formes de tendresse et d'amour.

Mon amie Sophia insiste sur le fait de considérer sa partenaire, de l'encourager à parvenir à sa propre réalisation professionnelle et spirituelle dans tous les domaines de la vie. La reconnaître, notamment en exprimant clairement les compliments et l'estime qu'elle vous inspire, lui fait du bien. Parce qu'une femme et un homme épanouis, c'est la clé d'un couple heureux.

Enfin, une chose essentielle que nous avons tendance à oublier, pourtant élémentaire et accessible à tous : l'humour !

On dit qu'une femme est conquise lorsqu'un homme la fait rire ou pleurer. L'idéal est de la faire rire, et pleurer de rire ! L'humour cimente la complicité et dédramatise les tensions, car il permet de prendre du recul et de ne pas confondre l'éphémère avec l'essentiel.

Un patient me confiait que, lorsqu'il est en conflit avec sa compagne, son secret pour décrisper la situation est de l'emmener voir un spectacle de Florence Foresti, qui est son humoriste préférée. En plus de la mettre de bonne humeur, le rire a pour effet de stimuler la libido de son épouse ! Le rire donne de l'air. La légèreté de l'être est une clef du bonheur !

En résumé, pour garder une femme, usez de vos cinq sens pour l'écouter, la regarder, la sentir, la goûter et la toucher.

Sans oublier qu'il existe un endroit dans le corps de la femme que l'on touche et qui la rend dingue : son cœur !

14 Le principe du stop

Le cours d'une rivière qui coule d'une manière naturelle possède une certaine force. Mais, si vous construisez un barrage duquel vous ne laissez passer qu'un petit filet d'eau, celui-ci sera animé d'une force beaucoup plus grande.

La personnalité humaine ressemble à l'eau de cette rivière. Si, quand cela est nécessaire, on sait établir des barrages et des stops, alors, au moment venu d'agir ou de réagir, on est plus incisif, puissant, efficient et efficace.

Le système électrique comporte un pôle positif, un pôle négatif et une résistance entre les deux. Sans elle, il ne peut y avoir de production de courant, donc d'énergie.

Ainsi, pour produire de l'énergie, il apparaît nécessaire d'établir des résistances, des « stops ».

Dans l'art martial, le bon combattant n'est pas celui qui bouge tout le temps, mais celui qui se tait, écoute et observe son adversaire. Ce n'est qu'une fois résolu qu'il réagira, et ce, d'une manière incisive et « pénétrante ».

Pour l'anecdote et le sourire, observez Bruce Lee dans *La Rage de* vaincre (ou Clint Eastwood dans *Le Bon, la Brute, et le Truand*). Il ne répond aux provocations de son adversaire qui s'agite dans tous les sens que lorsque cela devient

nécessaire et incontournable. Un seul coup bien placé lui suffit généralement pour le faire taire.

À l'inverse de l'adolescent qui a pour habitude d'être impulsif et de monter trop vite au filet, la maturité consiste à faire preuve de pondération. Nous faisons la chose parce que nous voulons réellement, et non parce que cela nous passe par la tête.

Cependant, il y a une différence entre ne pas réagir, car je n'ose pas réagir – et dans ce cas il y a refoulement et auto-agression – et la situation où je ne réagis pas, non par incapacité, mais par choix, car c'est la meilleure attitude à adopter. Dans ce cas, l'absence de réaction est une réaction en soi. Exemple : je suis invité à une réception, et, alors que je me suis absenté un moment, quelqu'un s'est installé à ma place et refuse de s'en retirer et, de surcroît, se montre désagréable. Évidemment, il mériterait une correction, mais est-ce que faire un scandale dans ce contexte est une bonne idée ? Si vous ne gardez pas votre sang-froid, à cause d'un idiot, vous risquez de gâcher la fête de votre meilleur ami. Généralement, il y en a au moins un par soirée, et, avec un peu de malchance, cela peut tomber sur vous. Se retenir dans cette situation, c'est cela mettre un « stop ».

Devenir adulte ne va pas sans la capacité à exprimer une résistance, et opérer des stops et des inhibitions (positives) quand ceux-ci s'avèrent nécessaires.

Mais il ne s'agit pas d'une castration. Bien au contraire. Il s'agit de canaliser son énergie pour l'utiliser à bon escient, la libérer au moment opportun.

Le concept du « stop » se décline et se retrouve dans de nombreux domaines : se contenir pour ne pas tomber dans la vulgarité ou la méchanceté en cas

de crise de colère ; se retenir de lever la main, et encore pire de frapper.
Le stop, c'est aussi résister aux nombreuses tentations d'infidélité.
Le stop, c'est se taire pour laisser l'autre s'exprimer. Le stop, c'est ne pas inonder l'autre de ses problèmes, et ainsi lui interdire d'en avoir.

Le stop, c'est comprendre que vous n'êtes plus célibataire, et donc que vous ne pouvez pas vous éterniser au travail ou à un pot avec des amis, au point de rentrer « à pas d'heure » à la maison. Le stop, c'est se contenir et ne pas occuper toute la place ou mieux, se retirer pour faire de la place à sa partenaire. C'est la raison pour laquelle, concernant l'éducation des enfants, j'insiste sur le fait que les deux valeurs fondamentales à leur transmettre sont le partage et la notion du « stop » ! Cela leur servira à l'école, dans leur vie sociale et, plus tard, dans leur vie de couple !

15 Devenir adulte, tout en restant enfant

Devenir adulte ne signifie pas nécessairement cesser d'être enfant.

L'un n'exclut pas l'autre, mais se cumule à l'autre.

Si, suite à un diplôme de médecin, je valide une formation littéraire, je cumule mes deux compétences. Elles ne s'opposent pas l'une à l'autre ; au contraire, elles peuvent se compléter.

Si je construis une maison de deux étages et qu'ensuite je décide d'en ajouter un troisième, cela ne signifie pas que les deux premiers étages cessent d'exister. Mais le deuxième étage perd certains avantages, comme le fait de bénéficier d'une terrasse et de l'absence d'un voisin au-dessus pouvant parfois gêner. D'un autre côté, la maison est plus « complète » avec ce troisième étage, et les fonctions mieux réparties dans cette demeure où chaque pièce acquiert une « fonction » plus claire. Ainsi se cumulent ce que j'ai appris et compris en tant qu'enfant, adolescent, puis adulte.

De l'enfant, je retiens la spontanéité, le rêve, la simplicité, l'émerveillement, la fraîcheur de vivre, le bonheur « gratuit ».

De l'adulte, la capacité à faire des choix et à prendre une décision, la pondération, le sens des responsabilités et la force de la connaissance.

Un adulte « équilibré » est un adulte qui laisse vivre son côté « enfant », et le préserve.

Alors, au lieu d'être des adultes constipés par leur ego et embarrassés par l'excès de réflexion qui les empêche de s'exprimer naturellement, soyons de bons grands enfants capables de dire « Pardon », « Tu es belle » et surtout « Je t'aime ».

16 Chacun son « truc » pour préserver le couple

Plus d'un mariage sur trois finit par un divorce, alors réussir son couple aujourd'hui relève quasiment du miracle et demande beaucoup de patience, de générosité, d'imagination et surtout d'amour !

Certains partenaires trouvent des « trucs » pour protéger leur union. Pour cela, ils mettent en place des garde-fous dès le début de la relation.

Par exemple, ce jeune marié qui demanda à sa femme de toujours l'appeler « chéri » quoi qu'il arrive. Vous n'avez alors qu'à imaginer, en cas de crise, la scène : « Chéri, je ne te supporte plus ! Va chez ta mère ! » ou encore « Chéri, dégage ! »
Celui-ci, plus malin, demanda à sa chère et tendre compagne de ne jamais quitter le lit conjugal, quelle que soit la gravité de la dispute. Évidemment, à un moment ou à un autre de la nuit, ils vont se retrouver dans les bras l'un de l'autre. Tout au plus le matin, oubliant leur conflit, ils se diront bonjour sans y prendre garde.
Davina et Ouri ont décidé de ne jamais se coucher fâchés ! D'autres ont passé contrat de partir

en amoureux un week-end par trimestre sans les enfants.
Plus classique, ce couple qui se ménage, de manière fixe, quel que soit le contexte (même s'ils sont très fâchés), un soir par semaine, réservé exclusivement à eux deux, où ils se retrouvent comme la première fois. Sans télé, ni téléphone ni ordinateur, juste pour parler et être ensemble ! Pendant ce cessez-le-feu, ils font abstraction de leur conflit. Non pas qu'ils le nient, mais ils le mettent de côté, le temps d'une sortie resto-ciné ou théâtre ! Cette pause leur permet de se régénérer, de désamorcer la tension, et surtout d'éviter la diabolisation de l'autre – risque majeur dans un conflit.

Au-delà de vous aider, le « truc » est le témoignage de votre désir de rester ensemble le plus longtemps possible, pourquoi pas toute la vie ?!

Chacun a son truc. À vous de découvrir le vôtre.

17 Se séparer, ou se réparer ?

« Docteur, je suis prête à tous les efforts pour sauver mon couple ! » me dit au téléphone l'épouse d'un patient, à peine une semaine avant que ne soit prononcé le divorce définitif.

Jusqu'alors, autant son mari s'était impliqué dans la recherche d'une solution à leur conflit, autant elle se considérait comme parfaite, réfractaire à toute remise en question. Dans la mesure où c'était son mari qui consultait, elle se permettait de le traiter de « fou », de le dévaloriser aux yeux de ses parents qui voyaient en lui « l'homme qui fait souffrir leur fille ». Normal : elle ne leur rapportait que ce qui n'allait pas, mais ne racontait jamais les attentions, les cadeaux, les week-ends surprises, etc.

— Je rappelle que l'amour se décline de plusieurs façons. Une des manières d'aimer une personne, c'est de la rendre aimable aux yeux des autres. —

Certes, il n'était pas parfait, mais qui peut prétendre l'être ? Cependant, il était loin d'être le monstre qu'elle décrivait.

Tant qu'il en était ainsi, on ne pouvait pas grand-chose. Le divorce devenait inéluctable, et le mari avait déjà entamé son deuil. Cela n'a pas été facile pour lui, et il a traversé une dépression sévère devant le gâchis auquel il assistait,

impuissant. Certaines danses ne peuvent se faire qu'à deux. Comme elle s'estimait irréprochable, elle refusait toute remise en question. Ce n'est qu'à l'approche de la réalité du divorce qu'elle a compris que son mari n'était pas aussi fou qu'elle le pensait ni aussi imparfait qu'elle le prétendait. C'est en prenant conscience de son amour pour cet homme qu'elle risquait de perdre et de l'importance qu'il revêtait soudain à ses yeux qu'elle a pu mettre en œuvre l'énergie nécessaire pour réparer et reconstruire son couple.

Leur amour est devenu plus fort et plus solide : la douleur que l'un et l'autre ont ressentie lors de la séparation leur a fait prendre conscience à quel point ils s'aimaient et tenaient l'un à l'autre.

La difficulté réside souvent dans la non-conscience que j'ai de la préciosité du couple, de l'enfant, de la dignité, de l'honnêteté, de la vie en général...

Mais, dès lors que je comprends à quel point je tiens à l'autre, j'emploie alors toute mon énergie à réparer et reconstruire mon couple.

Le Targoum Yonathan ben Ouziel – que j'ai entendu de Rav Aharon Monsonego – traduit le mot *force* par « connaissance », comme pour dire que nous puisons notre force dans la connaissance. Lorsque nous sommes convaincus de ce que nous voulons, que nous avons compris que c'est important et que l'objectif est clair, nous nous défendons avec ardeur et réussissons à atteindre notre objectif.

Si, humblement, j'ai réussi à sauver de nombreux couples en crise, cela signifie que de nombreux divorces peuvent être épargnés ; et c'est grave de ne pas faire le nécessaire pour les éviter. Évidemment, il ne s'agit pas seulement de se contenter d'éviter le divorce, mais de changer les règles de vie afin que la relation soit plus saine ; et l'ambiance à la maison, plus sereine.

Tous les couples traversent des moments difficiles. Plus que la gravité du problème, c'est la motivation des partenaires à vouloir reconstruire qui fait qu'un problème de couple va être difficile à résoudre ou non.

Il faut d'abord s'atteler à sauver sa famille, avant de penser à l'éventualité du divorce, et tout particulièrement lorsqu'il y a des enfants. Non pas que l'on ne doive pas divorcer à cause des enfants, mais c'est une raison supplémentaire pour essayer de réparer autant que possible et ne pas prendre cette décision à la légère.

Sauf cas particulier, ce doit être une décision de dernier recours, lorsqu'on considère que la situation est vraiment irrattrapable.

Il existe des personnes qui sont obstinées, obsédées par le désir de rapprochement et de réconciliation, et qui vont tout faire pour que ça marche. Mais, parfois, nous avons affaire à une personne qui, du fait de sa culture, de son éducation, de par sa personnalité ou simplement à un moment donné de sa vie, va réagir de manière destructrice, recherchant le conflit et l'échec. Comme le disent ces expressions populaires : elle va « chercher des poux » et « quand on cherche on trouve ».

Malheureusement, détruire est toujours plus facile que construire.

Et vous, que cherchez-vous ?

18 L'enfant est un trait d'union des parents, et non un mur de séparation

Il est des couples qui se fragilisent, lors de la venue d'un enfant. Soit parce que l'homme ne supporte pas de voir se transformer le corps de sa partenaire, soit parce qu'il appréhende sa responsabilité de père. Ou encore, parce qu'il s'ensuit un problème sexuel : blocage de l'homme qui considère que sa femme est devenue mère, donc « à respecter ». La respecter, selon lui, revient à ne pas la toucher et à ne pas avoir de rapport charnel. Elle ne peut plus être sa *maîtresse*. Il y a également le fait que les enfants demandent un certain investissement, beaucoup d'énergie et de temps. Cela peut rendre indisponible physiquement et mentalement une femme déjà épuisée par une rude journée de travail.

Nombre de femmes, en devenant mères, délaissent leur rôle d'épouse. Elles marginalisent ainsi le père et créent une rivalité père-enfant. En conséquence, l'enfant, qui est la beauté par excellence, et dont la venue devrait consolider le couple et donner un sens à la vie de ses parents, se trouve dans une fonction inverse de celle qui lui est habituellement

destinée. Il est alors nécessaire d'accompagner les parents dans le réajustement de leur vision du couple, du père, de la mère, de l'enfant, de manière à ce que chacun retrouve sa juste place et sa juste fonction.

De même, l'éducation de l'enfant peut être à l'origine de conflits. La sagesse est dans le compromis[1].

Même lorsqu'ils s'en plaignent, les enfants préfèrent voir moins souvent leurs parents, mais les voir heureux et amoureux. Le meilleur service et le plus beau cadeau que l'on puisse leur offrir, c'est d'être un couple uni.

1. Se reporter à l'ouvrage *Prendre l'enfant par la main*, du même auteur, paru aux éditions Alphée en 2008.

19 Le divorce peut être évité

Je ne m'oppose pas à tout prix au divorce, mais je considère que c'est une affaire sérieuse qui ne doit pas être bâclée. Plusieurs cas de divorce sont évitables et sont à éviter. Cela m'exaspère de voir certaines personnes plus promptes à prendre rendez-vous chez un avocat que chez un médiateur qui pourrait conseiller et aider à désamorcer le conflit.

Le divorce est un acte d'amour supérieur au mariage, en cela qu'il consiste à affranchir l'autre pour lui permettre de rejoindre son propre destin, si tel n'est pas le cas. Cela est valable pour les deux : si je ne suis pas fait pour elle, c'est qu'elle n'est pas faite pour moi. Tant qu'elle est avec moi, je la vole, en quelque sorte, à l'être qui lui convient.

Il s'agit donc d'un authentique acte d'amour (non pas dans le sens amoureux, mais dans le sens amour de l'humain, de l'autre en général).

Cependant, cela ne concerne que les divorces bien prescrits. Nombreux sont les divorces qui sont « mal prescrits ».

Comme dans le cas d'une intervention chirurgicale mûrement décidée qui apparaît comme la seule solution possible, après que tout a été essayé, mais sans succès. Dans la mesure où il n'existe pas d'appareils électroniques pouvant certifier

que deux personnes vont bien ensemble, la seule manière de le savoir est, puisque vous êtes déjà ensemble, de vous donner les moyens d'améliorer la qualité du couple. Nous mettons tous les moyens en œuvre pour éviter la rupture, et, si des sacrifices sont nécessaires, il faut les faire. Nous pouvons nous fixer une période de travail, par exemple trois ou six mois, avec une date limite jusqu'à laquelle on s'applique, et on s'implique pour sauver notre foyer. Pendant cette période, on fait tout ce qui est en notre moyen pour réparer. Durant ce temps, les règles ne sont pas les mêmes que celles appliquées en temps habituel. On fait preuve de moins de rigueur et d'intransigeance.

— On peut comparer cela à un régime: il existe des règles alimentaires pour perdre du poids, et ensuite les règles pour maintenir ce « nouveau poids » ! De même, concernant l'éducation d'un enfant: lorsque celui-ci est malade, nous sommes moins rigides, plus indulgents que nous ne le sommes d'habitude. —

Ainsi, l'indulgence est le maître-mot, en évitant de surligner ce qui ne va pas. Au contraire, félicitez et encouragez les efforts, même lorsqu'ils sont minimes !

Si, après avoir tout essayé, la séparation apparaît comme incontournable, alors nous n'avons pas d'autre choix.

Un bon capitaine ne quitte pas son bateau face le moindre souci. Nous ne devons pas penser au divorce dès la première difficulté – comme c'est trop souvent le cas, actuellement –, et tout particulièrement lorsque des enfants risquent d'en souffrir. Ils ne doivent pas être la raison de ne pas divorcer, mais une raison supplémentaire pour bien réfléchir auparavant.
Pour cela, il est nécessaire de revoir les règles de votre relation, de vérifier si vous ne faites pas

une confusion entre problème personnel et problème lié à votre partenaire. S'il y a eu crise ou souffrance, c'est que, par définition, les règles de fonctionnement ne convenaient pas ; et, si on ne les change pas, le conflit risque de récidiver.
Faites ce que vous pouvez pour que ça marche entre vous. Si malgré tous les efforts la situation ne s'améliore pas, alors divorcez si vous voulez, mais pas avant !

À défaut de réussir son mariage, il faut réussir son divorce. Il est recommandé – ne serait-ce qu'au nom de l'amour, même minime, que vous avez ressenti l'un pour l'autre – de se conduire comme des êtres civilisés. Mais aussi afin que vos enfants ne puissent pas vous reprocher de n'avoir rien fait pour sauver votre famille. Et enfin, pour pouvoir recommencer une nouvelle histoire, il vaut mieux bien refermer la précédente en étant certain d'en avoir fait le tour et de vivre sans regrets.

Cependant, ne restez pas trop longtemps entre les deux situations : ni vraiment ensemble ni vraiment séparés. Comme l'eau stagnante du marécage, votre situation aura tendance à pourrir. Il faut savoir se quitter sans crise de haine, comme le suggère Aznavour dans une de ses chansons !

Connaissez-vous l'histoire de la femme qui demande à son mari qui veut divorcer de lui donner un mois, mois durant lequel il devra, tous les matins, la porter dans ses bras depuis leur chambre jusqu'à la porte d'entrée, comme il l'a fait au début de leur mariage ? Je vous laisse deviner la suite…

20 Il n'est jamais trop tard pour changer

Il n'est jamais trop tard pour réparer un couple. À condition d'en être convaincu et, au-delà de réparer le couple, d'accepter de travailler sur soi, parce que si crise il y a eu, c'est que les règles de vie commune n'étaient pas correctes. Si on ne change pas ces règles, la crise récidivera inévitablement.

L'histoire est celle de cette femme mariée depuis quinze ans, mère de cinq enfants, et qui s'était résignée à divorcer « parce que son époux était un vrai monstre », disait-elle. Dans une ultime tentative de sauvetage, le couple a consulté. En effet, le mari m'est apparu, au début, comme un être d'une extrême froideur, métallique, complètement insensible aux événements, zéro compassion. Ainsi, lorsque sa femme avait été hospitalisée, il ne s'en inquiéta pas et il ne lui rendit pas visite. De même, concernant les accouchements successifs où il ne sut pas entourer sa femme de la moindre attention, d'aucune chaleur.

En revanche, sur le plan matériel, il donnait sans limites, et veillait au confort de sa famille.

En effet, quand je l'ai reçu, il m'expliqua que, selon lui, le devoir de père et de mari consistait essentiellement à subvenir aux besoins matériels de sa famille.

Le reste, de toute façon, il ne savait pas faire. Parce que, me dit-il, lui-même n'avait jamais reçu de tendresse de la part de ses parents et que, finalement : « On ne m'a pas appris à aimer ! » En effet, issu d'une famille nombreuse qui ne pouvait pas assumer son éducation, il avait été confié à ses grands-parents qui l'ont élevé.

« Mais, me demanda-t-il, est-ce qu'aimer s'apprend ? Et est-ce que vous pourrez me l'enseigner ? »

Le fait qu'il soit sincère et désire changer pour sauver son couple et sa petite famille l'a aidé progressivement à se transformer. Il est, aujourd'hui, plus prévenant, attentif et présent avec son épouse et ses enfants.

Si vous le croisez aujourd'hui, vous ne pourrez pas croire, en le voyant si chaleureux, si affectueux et à sa manière d'envelopper sa femme et ses enfants, qu'il s'agit du même personnage.

C'est également l'histoire d'un homme qui trompait sa femme. Celle-ci lui pardonnait régulièrement ses écarts de conduite, jusqu'au jour où, à bout de patience, elle décida de divorcer. Curieusement, comprenant que la situation devenait sérieuse – il est des hommes qui ne réagissent que devant la menace –, il se remit en question, et comprit qu'il lui fallait changer. Son épouse refusa sa démarche en m'expliquant : « Je ne veux pas qu'il devienne un agneau ! Si c'est sa nature d'aimer les femmes, il n'a qu'à y aller, mais sans moi ; il n'a pas à me le faire subir. » J'ai dû lui expliquer qu'il n'existe pas de « nature d'homme à femmes », et puis quelle est notre vraie nature ? Lorsqu'on se comporte bien ou lorsqu'on se comporte « mal ».

Ce que nous sommes potentiellement ou ce que nous sommes dans la réalité.
— Cela ressemble à la question que l'on peut se poser devant l'image messianique du loup et de l'agneau, s'abreuvant côte à côte au bord de la rivière. Est-ce que cela signifie que le loup n'aura plus de pulsion de chasse à l'égard de l'agneau ? Que sa nature carnivore sera changée en herbivore ? Ou qu'il aura toujours cette pulsion d'attaquer l'agneau, mais qu'il aura la force nécessaire pour la maîtriser ? —
Il nous appartient de travailler notre « nature ». Certains de nos désirs n'émanent pas de notre être ; c'est nous qui les créons.
Finalement, le mari est devenu fidèle, non en s'autocastrant, mais en comprenant qu'il était marié, père et, dans peu de temps, grand-père, et qu'il était temps de mûrir et de devenir responsable.

Nous pouvons changer, à condition d'être sincères, de bonne foi, de prendre conscience de nos défauts, de les reconnaître et de s'appliquer pour changer. Mais surtout et avant tout, en comprenant l'importance de changer, parce que, parfois, c'est le projet d'une vie entière que nous risquons de sacrifier en restant passifs. Chaque rêve a un prix. Nous ne pouvons pas exprimer des souhaits sans nous donner les moyens d'y arriver.

J'ai lu ce tag sur un mur :

« Celui qui continue de rêver sans agir continue son cauchemar ! »

21 La force du désir

« Il n'y a pas de citadelles imprenables. Il n'y a que des citadelles mal attaquées. » Tout comme il n'y a pas de malentendus, il n'y a que des malentendants.

La force du désir est incommensurable quand celui-ci est sincère, véritable et profondément gravé en nous.

Lorsque *ce que je veux* n'est pas le fruit d'une simple pulsion, mais d'une réflexion sereine de ce qui m'importe et qui m'est cher, alors je comprends et sais trouver des solutions aux problèmes.

Nous devons tous faire l'effort d'apprendre à écouter et voir, de manière plus juste, les événements et les gens qui nous entourent.

Au-delà du langage et des gestes, il y a autre chose d'imperceptible, d'indicible…

La confiance est fondamentale : c'est elle qui fait qu'on interprète dans un sens ou un autre.

De même que le désir est en amont de mes actes, ce que l'autre ressent sera en amont de ce qu'il recevra, verra ou entendra.

C'est cela le plus important : le langage transdermique – un langage qui court-circuite l'intellect. Les choses ne sont pas dites, elles sont ressenties.

L'autre *sentira* l'authenticité de mon désir parce que celui-ci transpire dans ce qui émane de moi.

Ce qui vient du cœur va au cœur. Il en va de même pour les affections : un problème superficiel sera soigné par des pommades, des pansements. Un problème profond nécessitera des injections ou un traitement oral (donc plus *profond*). Le superficiel va vers le superficiel ; le profond, vers le profond.

L'acte, ou l'objet, n'est qu'un support. Il n'est pas la finalité. Si j'y insuffle le souffle de mon désir, l'autre ne recevra pas l'acte ou l'objet, mais le sens de cet acte, son âme et son essence.

C'est pour cette raison que l'important, dans un acte, ce n'est pas tant l'acte que l'esprit de l'acte. C'est ce qu'on en retient. C'est ce qui laissera une empreinte.

22 La beauté se trouve là où l'on veut qu'elle soit

Lorsque j'ai demandé à Sophie, la veille de son mariage, si finalement le physique de son futur époux ne la dérangeait plus, elle m'a répondu :

« Je ne comprends pas votre question ; il est très beau !

— Ah bon, l'ai-je reprise, il me semble pourtant, que lors de votre rencontre vous m'aviez dit qu'il possédait de nombreuses qualités mais que, physiquement, ce n'était pas trop votre genre… »

Et elle de me répondre, offusquée :

« Désolée, docteur, mais vous devez confondre, je n'ai jamais dit cela ! »

Évidemment, elle l'avait déclaré et pensé. Mais elle a découvert progressivement son compagnon, et elle a superposé ses sentiments à ce qu'elle percevait de lui. C'est pour cela qu'elle le voyait beau ! Et surtout, elle avait appris à l'aimer…

« Nous sommes tous princes ou princesses aux yeux de ceux qui nous aiment[1]. »

1. Extrait du *Dernier Royaume*, du même auteur, recueil de poésies édité sous forme de cartes postales.

Une patiente, dont le couple battait de l'aile, tenait absolument à se faire refaire les seins, convaincue qu'elle re-séduirait ainsi son homme. Mais, grâce à la thérapie, elle allait mieux, et ce n'était plus à l'ordre du jour. Elle ne ressentait plus ce besoin. Elle aimait son corps tel qu'il était et, à ses yeux, ses petits seins sont passés de « trop petits » à « mignons » !

Si nous nous aimons, on nous trouve aimables. Si nous nous méprisons, on nous évite. De même que, pour être convaincant, il faut être convaincu, l'autre vous perçoit comme vous-même vous vous percevez.

Rien n'est plus laid qu'un homme ou une femme qui cherche obstinément à être beau ou belle.

L'important n'est pas l'enveloppe, mais ce qu'il y a dans l'enveloppe.

Ne vous trompez pas de priorités : qu'est-ce qui est primordial et qu'est-ce qui est accessoire ? L'apparence ou l'essence ? Dans cet état d'esprit, je citerai Phileas Fogg dans le film *Le Tour du monde en 80 jours :* « J'ai perdu le pari, mais j'ai trouvé l'amour. » C'est le plus important.
Pour paraphraser Coco Chanel quand elle dit « Les modes passent, et le style reste », je dirais : « L'apparence passe, mais l'authentique reste ! »

Comme il est erroné, à mon sens, d'associer la beauté à la jeunesse. À mes yeux, ma grand-mère était la plus belle femme au monde ! Parce que je l'ai aimée très fort, mais probablement aussi parce qu'elle respirait la bonté et que la beauté de son âme se lisait dans son regard et sa douceur ! Dans son ouvrage *La Dame en bleu*[2], Noëlle Châtelet raconte l'histoire d'une femme qui se libère de l'obsession du « paraître » et de la séduction. Elle explique que

2. Noëlle CHÂTELET, *La Dame en bleu*, Éditions Le Livre de Poche, 1997.

« La jeunesse est un moment de la vie, et non un devoir », et qu'« un homme aimant ne voit pas sa femme vieillir ».

Avec l'âge, nous perdons *en fraîcheur*, mais la maturité nous donne plus de charme et d'élégance. La vraie beauté est transparence de l'âme, reflet de l'accord avec soi-même. Il ne faut pas être belle pour plaire, mais être belle parce que vous vous aimez, et que vous prenez soin de vous comme il faut ! C'est une révélation, et non une transformation : cette beauté est en vous. Il suffit de l'exprimer, de la laisser transpirer.

Sarah Bernhardt séduisait plus par le charisme qu'elle dégageait que par sa beauté « réelle ».

L'émanation est bien plus belle que l'apposition.

— L'émanation, c'est ce qui sort de l'intérieur vers l'extérieur. L'apposition, c'est ce qu'on ajoute « sur » l'extérieur. Par exemple : le sourire. Un sourire qui émane de l'intérieur, c'est un sourire sincère qui se dessine sur notre visage presque malgré nous, naturellement, spontanément, à la vue d'un être cher ou d'une situation qui nous fait plaisir. Le sourire apposé serait celui de la vendeuse qui se force à sourire en accueillant les clients, et qui disparaît dès que ceux-ci sortent de la boutique sans rien acheter !

Ou encore la différence entre une façade d'immeuble en pierre de taille avec de véritables pierres de taille, et un bâtiment où il s'agit seulement de plaques décoratives collées en surface pour donner cet effet « pierre de taille » —

La vraie beauté, c'est la transparence de l'âme, c'est l'expression de la bonté sincère et authentique. Celle qui émane, et non celle qui est apposée !

« La beauté se révèle à qui aime sincèrement avec son cœur, et non avec ses yeux », avait déclaré Laetitia Casta en reprenant Saint-Exupéry.

23 Le respect dans le couple

Un peu de courtoisie et d'attention, ce n'est pas grand-chose, et ça fait tellement de bien ! Tant qu'il y a du respect, un couple reste viable, même s'il n'y a plus d'amour.

Dans la vie de tous les jours, nous devons respecter notre partenaire et penser que sa vie lui appartient, même si nous la partageons.

Au lieu d'imposer votre propre plaisir en ne pensant qu'à vous et en excluant l'autre, optez pour le plaisir de faire plaisir. Dans le choix des sorties, tenez compte de l'avis (de la vie) de l'autre !

Plutôt que de faire seul ce que j'aime, il vaut mieux faire avec une personne que j'aime !

Dans le film *Le Secret de la pyramide*, lorsque ses camarades lui demandent ce qu'il voudrait devenir quand il sera grand, le jeune Sherlock Holmes répond : « Je veux ne jamais être seul ! » Il ne le dit pas dans le sens d'un refus de la solitude, mais plutôt dans un souci de partage, d'altérité et de fuite de l'égocentrisme, de l'enfermement en soi.

Le respect réside parfois dans des détails, comme éviter de parler sur un ton méprisant, agressif ou autoritaire.

Quant à la vulgarité, elle est à éviter, parce qu'elle est souvent une porte d'entrée à la dégradation des rapports, et une invitation au manque de respect.

La courtoisie ne coûte rien, mais elle rapporte beaucoup ! Si on ne vous l'a pas enseignée, il est toujours temps de l'apprendre seul, maintenant que vous voilà adulte et libre de vos choix. Il est trop facile de se plaindre et de se défendre en disant : « Mes parents ne me l'ont pas transmis, et ils étaient loin d'être un modèle de respect et de tolérance. »

Il vous appartient, maintenant, de faire votre éducation, telle que vous la concevez personnellement.

Lorsque Virginie s'est mariée, elle a décidé de vivre dans l'appartement de son futur époux parce qu'il en était déjà propriétaire et que cela faisait des frais en moins. Et comme c'est « un artiste », c'est lui qui a choisi les meubles et leur disposition, les tableaux, les tapis, bref, toute la décoration intérieure. « Parce que, dit-il, elle n'a pas de goût ! » Ainsi, il a occupé tout le territoire et, au-delà de lui nier toute capacité à exprimer une opinion, il lui donne le sentiment de ne pas être chez elle, mais chez lui.

Il est impossible à un couple de survivre si l'un des deux impose sa volonté, sans prendre garde à la façon de penser du conjoint. Au contraire, il faut lui montrer des égards, le reconnaître, lui reconnaître le droit d'avoir une place – petite ou grande, mais une place.

Le respect dans le couple constitue la clef de voûte de sa réussite. C'est la pierre angulaire de l'amour.

Idéalement, nous avons besoin d'amour et de respect. Mais, à choisir, il vaut mieux du respect sans amour, que de l'amour sans respect. Non que l'amour ne soit pas

important, mais parce que le respect est un chemin qui mène vers l'amour. Comme l'illustre l'histoire contée dans le film *Un mariage trop parfait*. Le père se confiant à sa fille, Marie: « Ta mère, je ne l'aimais pas quand je l'ai épousée. La première fois que je l'ai vue, c'est le jour du mariage. Mais, un jour, j'ai eu la scarlatine, et elle s'est bien occupée de moi, avec patience et gentillesse. Alors, j'ai commencé à l'estimer, puis à la respecter. Et ensuite, le respect est devenu de l'amour… »

24 Le pardon dans le couple

Dans l'acte du pardon, il y a deux partenaires : celui qui demande pardon, et celui qui pardonne. Nous avons trop tendance à orienter le problème du pardon sur la difficulté à pardonner, et beaucoup plus rarement sur celle à demander pardon. Peu de gens savent – ou osent – demander pardon, particulièrement les personnalités psychorigides qui refusent de se remettre en question, et les orgueilleux.

Pardonner signifie *per donare* = « pour donner ». Or, pour donner, encore faut-il que l'autre nous tende la main pour s'apprêter à recevoir ! Comment pardonner si l'autre ne nous demande pas pardon ?

S'il est difficile de pardonner, il est aussi (sinon plus) difficile de demander pardon. Évidemment, il ne s'agit pas ici d'une demande à la légère qui n'a pas de valeur.

Parfois, on pardonne malgré soi, pour ne plus être gêné soi-même dans sa propre vie. Mais, d'autres fois, nous sommes incapables de pardonner.

Nous ne pouvons parler de pardon qu'à la condition préalable d'accepter l'idée que tout n'est pas pardonnable, de délimiter le champ du pardonnable. C'est une notion subjective.

Le cœur ne peut pardonner ce que l'esprit ne peut comprendre.

C'est à la victime, et à nul autre, de définir ce qui est impardonnable et ce qui n'est pas pardonnable. Ce n'est pas à un tiers de s'approprier ce droit au pardon. Pour certains, l'infidélité est une faute impardonnable ; quand d'autres n'espèrent qu'une chose : que l'autre demande pardon et s'implique dans cette démarche.

Lorsque nous sommes victimes, notre propension à la culpabilité peut nous faire croire que nous sommes responsables, que nous l'avons mérité quelque part, que nous y avons participé, alors même qu'il n'en est rien.
Au professeur Leibowitz, un journaliste demandait : « Quel est, selon vous, le sens de la haine des nazis envers les juifs ? » Et lui de répondre très simplement : « Ce n'est pas à nous qu'il faut poser cette question, mais à eux (aux nazis) ! »
En effet, répondre à cette question signifierait qu'il pourrait y avoir une raison suffisante pour expliquer leur haine, donc de la justifier et la rendre légitime !
Il arrive parfois que la personne trompée, en plus d'être lésée, ajoute à cette douleur celle de la culpabilité d'avoir *mérité* cela. Certes, il faut se remettre en question pour repérer ce qui pouvait favoriser cette situation, mais en prenant garde de ne pas inverser la responsabilité.

Et si l'on pardonne, cela ne signifie pas pour autant que l'autre est pardonné ! Certes, ce « pardon » est nécessaire, mais encore faut-il que le responsable de l'acte s'implique dans le rachat du pardon, sans cela il ne peut être pardonné. Lorsqu'il est sincère, le regret est une douleur qui peut avoir valeur d'expiation.

Dans tous les cas, pardonner reste un exercice difficile. En particulier, lorsque le responsable ne demande pas pardon ou le fait de manière superficielle, sans conviction aucune.

Définition de l'interdit

Définir l'interdit et la connaissance-conscience de l'interdit est un préalable. Si la personne considère, dans son échelle de valeurs, l'infidélité comme « normale », pour lui, la question du pardon ne se pose pas puisque, à ses yeux, il n'y a pas eu infraction.

Nombreux sont les gens qui perçoivent la parole blessante comme un acte inoffensif, donc permis. De même, pour certains, la vulgarité n'est pas grave. « Je ne l'ai pas frappée, je l'ai juste traitée de "pute" ! »

Certains se cachent derrière ce qu'ils appellent leur « nature » qu'ils ne peuvent changer, et donc il n'y a pas de place pour la remise en question. « Je suis violent, mais je n'y peux rien. C'est ma nature ! » Comme ce mari qui trouvait normal de battre sa femme en se justifiant ainsi : « Mon père battait ma mère, et mon grand-père battait ma grand-mère ! » Ou encore : « C'est vrai, je l'ai trompée, mais qu'est-ce que vous voulez, ce n'est pas de ma faute si j'aime les femmes ! » J'ai même eu droit à ce discours surréaliste : « Je ne l'ai pas vraiment trompée puisqu'au moment de l'acte je mettais un préservatif, donc il n'y a pas eu vraiment de contact entre nous ! » C'est, évidemment, de la pure mauvaise foi.

La demande de pardon

Pour être considérée comme sincère et « recevable », la demande de pardon doit respecter ces trois critères :

• Reconnaître sa responsabilité sans détour : on ne peut pas tenir un discours du genre : « Oui, mais c'est parce que… », sinon nous sommes en train de nous autopardonner.

• Regretter le mal que nous avons causé dans toute son ampleur : nous n'imaginons pas toujours l'ampleur de nos dégâts directs et indirects. Il s'agit de regretter au point de ressentir presque une douleur identique ou équivalente à celle que nous avons provoquée.

• S'engager à ne pas récidiver, si nous sommes de nouveau confrontés à une situation identique ou comparable.

Si la demande de pardon est sincère et authentique, la personne qui demande pardon est *supérieure* à celle qui accorde le pardon, parce qu'elle doit lutter contre son orgueil – ce qui n'est pas chose facile. Notre amour-propre est toujours capable d'inventer des raisonnements tortueux, logiques en apparence, qui arrivent à prouver, au-delà de notre innocence, la culpabilité totale de « celle qui se fait passer pour victime » ou, au minimum, sa coresponsabilité.

Cela exige au préalable la prise de conscience du mal que nous avons fait. Pour cela, il faut sortir de soi et se mettre dans la peau de l'autre. Les Anglais disent : « se mettre dans les chaussures de l'autre », ce qui est à mon sens significatif, parce que, pour mettre les chaussures de l'autre, il faut d'abord enlever les nôtres !

Cela exige de comprendre combien il est important d'obtenir son pardon. Sans cela, je m'avancerais timidement, et je ne mettrais pas le prix suffisant pour que ma demande soit « entendue » et convaincante.

Un patient me disait qu'il était impossible que sa femme lui pardonne. Je lui ai répondu : « Si vous êtes convaincu que, quelle que soit la suite de votre histoire, son pardon est vital pour vous, vous saurez trouver les mots et les gestes pour vous faire pardonner, et elle vous pardonnera. »

Dans le même ordre d'idées, mon ami Jonathan B. m'a cité cette belle phrase : « S'excuser ne signifie pas toujours que tu as tort et que l'autre a raison. Cela signifie simplement que tu considères ta relation plus importante que ton ego. » Il existe des personnes qui n'acceptent de demander pardon que si on leur certifie que la personne offensée va pardonner ! Or, ce n'est pas le principe : je dois demander pardon parce que je dois le demander, et non pour être forcément pardonné. C'est une démarche par rapport à soi, avant de l'être par rapport à l'autre. Curieusement, certains n'ont jamais prononcé le mot « pardon », jamais demandé pardon, jamais rien pardonné, comme si, sur l'ensemble de leur histoire, ils n'avaient jamais lésé ou blessé personne ! Ce qui est techniquement et humainement impossible.

Même un professionnel de la communication et de la relation humaine ne peut faire l'économie totale de conflits, de dérapages, ou d'incompréhension.

Cela est malheureusement dû au fait que nous repérons plus volontiers les fois où on nous manque de respect, sans jamais s'apercevoir lorsque nous-mêmes manquons de respect à autrui ou lui causons du tort.

Étudiant, je pensais cette citation exagérée, mais c'est vrai que : « Nous voyons toujours la paille dans l'œil du voisin, et rarement la poutre qui est dans nos yeux ! »

Je me souviens également que, durant cette époque, je me suis installé, un jour, à ma place, et cela sentait mauvais. J'ai alors demandé à mes camarades assis à côté de vérifier leurs chaussures au cas où ils auraient marché sur « quelque

chose »... Après vérification, leurs chaussures étaient propres. Ils m'ont dit alors que peut-être il serait judicieux que je regarde les miennes. J'ai répondu : « N'importe quoi, ça ne peut pas être moi »... Finalement, c'était moi qui avais marché sur « quelque chose » !

— L'humain a, en lui, une sorte de système de défense pervers, qui s'arrange en toutes circonstances pour lui montrer qu'il est parfait. —

Certains détestent le fait de demander pardon, parce qu'ils y voient l'expression d'une humiliation. D'autres méprisent le pardon pour ne pas s'encombrer de culpabilité et pouvoir dormir en paix. Tandis que, au contraire, le pardon nous rend vivants et nous délivre du poids du passé, comme de l'angoisse du futur.

S'entêter à ne pas vouloir reconnaître son tort et demander pardon, comme s'entêter à refuser le pardon, est une stérilisation de la vie. C'est enlever la vie à la vie.

Cette obligation d'offrir réparation, de demander pardon, mais aussi d'accorder le pardon, de rétablir le contact, doit être enseignée. On doit s'exercer à demander pardon et à « ne pas recommencer » le méfait, et se préparer à tout recommencer sur de nouvelles bases.

L'accord du pardon

Dire « pardon », c'est la plus élémentaire des politesses. *Pardon* est l'un des premiers mots que nous apprenons. Pourtant, le véritable pardon relève du divin. L'homme ne peut tout au plus qu'essayer.

On lui demande d'effacer de sa mémoire cet événement et de ne plus revenir dessus... Difficile de sacrifier sa rancœur !

Ce n'est pas aussi simple que de retirer la tache d'un linge sale ! Mais pardonner, faire la paix, ne signifie pas faire l'amour. C'est rétablir le « contact ». C'est être capable de renoncer. Il existe des dettes impayables, et des dettes sans débiteur... Alors, devant la douleur atroce, absurde, non explicable, apparaît le pardon de sagesse en face de l'irréductible souffrance. On pardonne sans prétendre réparer. C'est une sorte de renoncement.

Le pardon va de pair avec la paix. À défaut de faire la paix avec l'autre, il faut faire la paix avec soi-même.

Le juif pratiquant, avant de s'endormir, exonère de punition et pardonne à toute personne qui l'aurait offensé, de manière volontaire ou involontaire, consciente ou non consciente, dans cette vie ou dans une vie antérieure ; qu'elle ait demandé pardon ou non. Ainsi, il peut « dormir » serein ! Pour autant, cela ne dispense pas le « responsable » de se remettre en question de son côté.

Mais ce n'est pas toujours rendre service que de pardonner gratuitement, ou trop facilement. Au contraire, il faut permettre à l'autre de s'impliquer dans le rachat de son pardon.

Le pardon a un prix qui dépend du tort causé et de la valeur qu'on lui porte. Pour la victime, ce qui compte avant tout, c'est d'être reconnue en tant que « victime », et que l'autre soit désigné en tant que « coupable » (ou, plus précisément, « responsable »).

Viennent ensuite la nécessité du paiement de la dette et la réparation de la faute.

Cependant, nous pouvons rembourser de l'argent volé, mais comment réparer une humiliation ? Le fait d'aimer nous donne la force et le courage de pardonner,

mais parfois c'est l'inverse. Mais est-ce forcément plus facile de pardonner à un proche ?

Une légende raconte qu'un jour l'or se promenait dans le monde lorsque, soudain, il fut surpris par des gémissements qui provenaient d'un atelier de forgeron. Intrigué, il s'en rapprocha pour comprendre ce qui se passait, lorsqu'il vit que c'était le fer qui se plaignait à chaque coup de marteau de l'artisan. « Qu'as-tu à te plaindre, lui dit-il, puisque même moi (l'or), qui suis le plus noble des matériaux, je subis le même sort, quand on fait de moi des bagues ou des colliers ? » Le fer lui répondit : « Oui, mais de l'or frappé par du fer, ce n'est pas la même chose que du fer frappé par du fer ! »

En conclusion, le pardon, ce n'est pas uniquement le pardon de l'autre, c'est aussi parfois le pardon de soi, pour continuer de vivre, et non s'emprisonner sous le poids du passé et de la mémoire.

Certains ne peuvent pardonner qu'une fois qu'ils se sont vengés.

Mais c'est prendre le risque de se dénaturer et de passer de l'état de victime à celui de bourreau. C'est aussi prendre le risque de pousser le bourreau si fort que l'on tombe avec lui ! Et, finalement, aveuglés par notre désir de vengeance, nous sommes, nous-mêmes, l'objet de notre vengeance. La fin ne justifie pas les moyens : on ne répare pas une erreur par une autre erreur !

Pardonner, pour être pardonné à son tour, mais à la condition de donner à l'autre l'occasion de « se racheter » et de se « corriger ».

Le pardon peut même nous donner le courage de réparer. Et ce courage est l'une des choses qui nous manquent le plus

dans une société où on ne répare plus rien, où l'on jette tout – même les autres quand ils ne sont plus utiles ou plaisants.

La relation créée par la confrontation de celui qui demande pardon et de celui qui va pardonner est très enrichissante sur le plan du grandissement de soi et de l'amour sincère. Elle donne de la vie à la vie. C'est alors que, plus que recréé, le lien se trouve consolidé et grandi par cet échange.

C'est difficile, mais, à mes yeux, rien n'est plus splendide que le tableau d'une personne qui reconnaît sa faute et regrette le tort causé, et la personne concernée qui trouve le courage de pardonner !

Comprendre combien il est difficile de pardonner, loin de nous décourager de pardonner, doit nous motiver à faire des efforts pour retenir notre méchanceté gratuite. Trop compter sur le pardon de l'autre, c'est s'autoriser à dire et à faire n'importe quoi. Il est probable que, si les conséquences de notre comportement et des dégâts causés nous apparaissaient de manière plus évidente, et que nous prenions immédiatement conscience du tort provoqué, nous hésiterions un peu plus à faire autant de mal autour de nous… et à nous-mêmes…

Cependant, nous devons nous débrouiller pour que la fin de l'histoire soit belle. (Dans ce genre de circonstance, si on avait l'audace de lui dire : « Mais je ne peux pas ! » mon grand-père, Pépé, aurait répondu « Tu te démerdes ! »)

De manière caricaturale, il existe deux sortes de cinémas : le cinéma français, et le cinéma américain. Le film français a une fâcheuse tendance à mal se finir : le personnage principal se suicide, alors qu'il n'avait aucune raison de le faire, et que le scénario ne s'y prêtait pas (comme dans le film

Le Huitième Jour) ; ou bien il divorce, ou encore épouse celle qu'il n'aime pas… À l'inverse du film américain qui, quoi qu'il se passe, respecte une règle quasi obligatoire : le happy end ! L'histoire doit bien se finir, c'est incontournable – comme à l'époque du théâtre ancien où il existait des règles à respecter telles l'unité de lieu, de temps et d'espace –, et c'est ainsi que même si des extraterrestres attaquent en étant surarmés et disposant d'armes ultrasophistiquées, il n'y a pas lieu de s'inquiéter, nous vaincrons (*Independence Day*). Ou encore l'histoire de ce veuf, père d'un fils qui fixe un rendez-vous improbable à une jeune fille au sommet de l'Empire State Building, mais qui réussit à la rencontrer, bien évidemment, juste avant la fin du film (*Nuits Blanches à Seattle*).

Au risque de sembler naïf, ma sympathie va vers le cinéma américain : je préfère que l'histoire finisse en beauté. C'est une philosophie à adopter que de s'arranger, dans tous les cas, pour s'en sortir et retomber sur ses pieds et pouvoir dire : tout est bien qui finit bien !

Aimer, c'est être capable de pardonner ; c'est être capable de demander pardon.

25 Savoir aimer[1]

Pour certains, aimer, c'est posséder, faire de l'autre un simple objet de satisfaction, d'exploitation ou un souffre-douleur. Ils utilisent l'amour pour mieux manipuler l'être « aimé ».

C'est parfois une démarche volontaire, mais parfois c'est de la maladresse, et il est nécessaire de repenser sa façon d'aimer pour en faire une énergie positive constructive et bienfaisante, et non l'inverse.

Aimer s'apprend

Aimer, contrairement à ce que l'on pourrait croire, n'est pas un sentiment spontané et naturel. On doit lutter contre sa nature égoïste et égocentrique pour se tourner vers quelqu'un d'autre que soi-même.

1. Pour un développement plus complet sur ce thème, se rapporter à l'ouvrage *Savoir (s')aimer,* du même auteur, paru chez Guy Trédaniel éditeur en 2019.

Ce n'est pas non plus une chose que l'on sait faire spontanément ni correctement. Être dans l'altérité est un exercice qui se travaille quotidiennement.

Si vous désirez sincèrement savoir comment aimer et comment pouvoir aimer, vous le saurez. En tout cas, lorsque vous aimez quelqu'un, il faut l'exprimer et le lui faire sentir. Cela le fait grandir et lui donne de la force et du courage, notamment dans les moments difficiles où il doute de lui et de tout. Il ne faut pas attendre qu'il soit trop tard. Il ne faut pas non plus que les mots ne soient que des mots, mais qu'ils soient accompagnés d'actes concrets.

Il faut être *disposé* à aimer, donc capable de se tourner vers quelqu'un d'autre que soi-même.

Si vous êtes incapable de le dire, confiez votre difficulté à dévoiler vos sentiments. C'est différent une personne qui a du mal à verbaliser ses sentiments d'une personne qui n'a pas de sentiments.

C'est un moindre mal !

Aimer, c'est comprendre

> Se sentir compris, même quand cela ne change rien au problème, c'est être soulagé d'une part de sa douleur.
> Aimer l'autre, c'est être capable de ressentir sa douleur quand il souffre. C'est être proche de lui, vouloir son bien et lui faire du bien. Mais à condition que ce soit un « bien » pensé et réfléchi en fonction de l'autre en se posant la question : qu'est-ce qui pourrait lui faire plaisir ?

Si vous désirez sincèrement savoir *comment aimer*, vous le saurez.

Aimer, c'est avant tout respecter l'autre et tenter de le comprendre.

Ce que l'autre nous reproche, ce n'est pas tant de ne pas le comprendre, c'est de ne pas faire l'effort de le comprendre. Les attentes sont différentes entre un homme et une femme. Ce qui semble futile pour l'un peut être fondamental pour l'autre.

Si votre partenaire écrit, il faut lire son livre. De même, s'il peint, ou autre chose. Intéressez-vous à ses activités, vous le comprendrez beaucoup mieux, et vous risquez d'être agréablement surpris par vos découvertes.

On pense connaître notre partenaire et en avoir fait *le tour*. Ce n'est pas vrai, parce que des trésors y sont enfouis. Ce qui est vrai pour lui est vrai pour elle.

Par ailleurs, il ne faut pas mépriser le statut de femme au foyer et la considérer comme inintéressante. Savoir gérer une maison et une famille est un art à part entière ! Les entretiens parmi les plus passionnants que j'ai eus sont ceux lors d'échanges avec une patiente mère au foyer, qui ne travaillait pas et qui avait pour seul diplôme un brevet de comptabilité ! Pourtant, elle était d'une grande pertinence ; et j'avoue qu'elle a été parmi les plus passionnantes de mes patientes. Léonard de Vinci se plaisait à dire que « Plus on connaît, plus on aime. » Certes, il faisait allusion à la vie et à ses mystères. Mais, dans le couple, c'est la même chose : l'amour se nourrit de la connaissance de l'autre ; et c'est ainsi qu'il grossit et se consolide pour résister au temps et aux intempéries. Sans cette connaissance du partenaire, il finit par s'effriter et disparaître.

Rachi, célèbre commentateur du Moyen Âge, quant à lui, traduit le mot *connaître* par « aimer ». Ce qui signifie que l'amour ultime se retrouve dans la connaissance de la personne aimée !

Un message de vie de Paul Valéry, gravé en lettres d'or au-dessus du Palais de Chaillot, nous éclaire :

« Il dépend de celui qui passe
Que je sois tombe ou trésor,
Que je parle ou me taise.
Ceci ne tient qu'à toi.
Ami, n'entre pas sans désir. »

En effet, si vous montrez à votre partenaire que vous désirez réellement le comprendre, mais que vous l'acceptez déjà en tant que tel, alors il se dévoilera à vous.

Aimer, c'est la constance

L'amour véritable se traduit dans la constance, dans le comportement au quotidien et non forcément dans des démonstrations extravagantes. De même que le véritable héroïsme ne se situe pas dans la réalisation d'une action éclatante, mais dans la régularité d'une attitude noble et digne. Être capable de rester présent, quoi qu'il en coûte, c'est la preuve d'une affection sincère.

Il s'agit de rester solidaire et non d'invoquer la rupture dès la première difficulté. Si j'ai tenu à intituler mon ouvrage traitant de la relation avec l'enfant *Prendre l'enfant par la main*, c'est justement pour insister sur cette idée de solidarité avec lui. Le parent peut dire à son enfant qu'il n'est pas d'accord avec lui ou même qu'il n'est pas fier de lui, mais ce n'est pas pour autant qu'il remet en question l'affection qu'il lui porte. Il ne lui lâche pas la main. De même, dans le couple il ne faut pas trop parler de divorce dès les premières disputes ou menacer de quitter la maison.

L'amour n'est certes pas soumis à des conditions, mais il n'exclut pas la possibilité d'une critique éventuelle. «Je t'aime à condition que...» ce n'est pas aimer! «Je t'aime, mais ce serait bien que...», c'est cela, aimer!

Aimer, c'est empêcher l'autre de me faire du mal

Un principe juridique considère qu'«il n'y a pas de crime s'il n'y a pas de cadavre». Ainsi, si je me débrouille pour ne pas être victime, il n'y a pas de «cadavre», donc pas de crime, et j'évite de faire de l'autre un bourreau, un criminel! Pas de blessure, pas de torts à reprocher. Bien évidemment, évitez la victimisation et la culpabilisation de l'autre à outrance.

Arrangez-vous pour ne pas avoir trop de choses à lui reprocher. S'il ne sait pas comment vous aimer, aidez-le à savoir, plutôt que de vous enfermer dans le mutisme ou le reproche sourd. Au-delà de recevoir, vous l'amenez à être capable d'aimer et à se bonifier. Il vous sera reconnaissant d'avoir fait de lui un bon mari et un bon père. Elle vous sera reconnaissante d'avoir fait d'elle une bonne épouse et une bonne mère.

Être aimé, c'est bien; se sentir aimé, c'est mieux!

Quand vous voulez signifier votre amour, faites-le avec des mots et des gestes que l'autre comprend. Mais, avant de l'exprimer, il faut accomplir des actes qui signifient que vous chérissez cette personne, que vous vous inquiétez pour elle, que c'est important pour vous qu'elle se sente bien. Sinon, ce sont des mots qui ne sont que des mots.

Comme le chantait ironiquement Dalida : « Encore des mots, toujours des mots, les mêmes mots, rien que des mots ».

« Il n'y a pas d'amour sans preuve d'amour ! » rappelle la célèbre citation.

Une personne qui ne se sent pas aimée se conduit comme si elle n'était pas aimée. Être aimé, c'est bien. Se sentir aimé, c'est mieux ! Enfant, j'avais rédigé un poème pour ma mère dont voici un passage la décrivant : « Jamais *je t'aime* ne vous dira, mais mille fois vous le prouvera ! »

En amour, il y a ceux qui le disent et ceux qui le prouvent. L'idéal, c'est les deux, mais à choisir je préfère les actes aux paroles.

Il n'y a pas d'amour, il n'y a que des preuves d'amour.

Je me souviens d'une patiente qui se plaignait de ce que son compagnon ne lui faisait pas souvent de déclarations d'amour. Je lui ai alors rappelé la fois où, en plein milieu d'une nuit d'hiver bien glaciale, elle souffrait de migraines. Malgré le froid et la neige, il n'a pas hésité à sortir chercher une pharmacie de garde et lui apporter un médicament qui puisse la soulager ! Sincèrement, frileux comme je suis, j'aurais choisi les déclarations d'amour plutôt que sortir dans le froid de la nuit. OK, il ne lui dit pas qu'il l'aime, mais il le lui montre, et c'est bien plus important. Le dire, c'est bien, le faire, c'est mieux.

À chacun son langage. Le meilleur, c'est le « transdermique », celui qui court-circuite le cerveau. Il ne passe pas par la réflexion, mais par des gestes dont on sent directement ce qu'ils veulent dire, comme les baisers, les caresses, les enlacements, les témoignages d'amour comme lui prendre le mille-feuille pistache dans sa pâtisserie préférée…

Cela peut consister à passer chercher votre femme après son travail pour lui éviter de prendre le bus, par exemple.

Profitez de ce que vous faites vos courses pour lui acheter un produit dont elle a besoin ou qu'elle aime bien…

Si, à un bijou, elle préfère des roses et un mot doux, alors faites-lui plaisir tel qu'elle l'attend de vous, non le contraire.

Ainsi, cette patiente, qui avait reçu un appareil photo numérique pour son anniversaire, à qui j'eus la mauvaise idée de lancer : « Vous qui vous plaignez de ne jamais rien recevoir, c'est un beau cadeau de sa part ! » Elle me répondit : « Mais non, je n'aime pas la photo. C'est lui qui est un passionné de photo ! »

C'est ainsi que Guy Bedos, humoriste, se moque, dans son sketch, en étant encore plus méchant :

« Bonne fête, Paulette ! Paulette, c'est ma femme. Je vais lui acheter des fleurs pour sa fête.

Elle déteste les fleurs !

Je ne vais quand même pas lui acheter des chocolats : elle adore les chocolats ! »

♥ Aimer, ce n'est pas posséder

Cela semble évident, et pourtant… Lorsque nous disons « aimer » le poisson, qu'en faisons-nous, finalement ? Nous le mangeons ! Et fréquemment, plus souvent que nous ne le pensons, c'est ainsi que nous aimons, en envahissant l'être aimé et en lui imposant notre manière de voir les choses, sans prendre la peine de savoir comment l'autre désire être aimé.

Parce que, en réalité, il ne représente à nos yeux qu'un objet qui se doit de s'inscrire dans la fonction que nous lui réservons.

Le souci est dans notre difficulté à considérer l'autre comme un sujet, et de reconnaître qu'il peut, lui aussi,

avoir ses problèmes et ses préoccupations, ses attentes, ses opinions. Nous sommes trop pleins de nous-mêmes, de nos problèmes, de nos prétendues priorités.

Nous n'accordons de place à l'autre qu'à la condition qu'il soit utile ! Tandis qu'aimer, c'est vouloir le bien de l'autre. C'est lui faire du bien. C'est se retirer pour lui faire de la place. L'homme orgueilleux, en se mettant toujours en avant, ne peut véritablement aimer, parce qu'il est si plein de lui-même qu'il ne reste pas de place pour quelqu'un d'autre.

C'est l'histoire d'un patient au caractère dominant et envahissant, qui me consulte en pleine crise de couple.

Sa femme s'est mise soudainement à grossir, comme pour reconquérir l'espace qu'on lui a volé. Tous les régimes se sont révélés inutiles.

Lors d'un entretien, par hasard, j'ai demandé au mari de me décrire l'aménagement de leur appartement.

Quelle ne fut ma surprise de me rendre compte que la maison, et en particulier la bibliothèque du salon, n'était pleine que de lui, de ses livres, d'objets souvenirs rapportés de ses voyages, de ses collections, de bibelots lui appartenant…

Je lui ai alors suggéré de partager la bibliothèque en deux et d'annoncer à sa femme qu'elle disposait, dorénavant, de la moitié ainsi libérée. « Mais, docteur, me dit-il, ma femme n'a rien à mettre dans la bibliothèque ! » J'ai alors répondu : « Quitte à ce qu'elle y mette des torchons et des journaux, ce sera son espace. » Il proposa alors de lui acheter une bibliothèque qui serait toute à elle. J'ai expliqué que ce n'était pas la même chose. Geste apparemment bénin qui lui coûta bien sûr beaucoup. Mais ce fut pour lui le début de l'apprentissage « Comment octroyer de la place », quel que soit le domaine, à la femme qu'il aimait, au fond, mais avec qui il se conduisait inconsciemment jusqu'alors comme un tyran. En effet, aucun cadeau ne fit autant plaisir à sa femme que ce geste

qui était hautement significatif. Au passage, signalons qu'après cet épisode, elle a maigri miraculeusement. Comme si grossir était pour elle une manière de revendiquer sa place et de l'occuper. En lui redonnant sa place, sa légitimité, il lui a prouvé l'authenticité de son amour.

Rav Sitruk a raconté un jour cette belle histoire : un couple vivait dans un petit village où se rendait le prophète Élisée qui systématiquement descendait dans leur maison. Un jour, la femme suggéra à son mari d'aménager une pièce qui serait réservée au maître, lorsqu'il leur rendait visite. On y mettrait un lit, une table et une chaise. Et, pour ce faire, l'expression utilisée est « monter un mur ». Le Talmud s'attarde alors sur la question de savoir : est-ce qu'il s'agissait de faire monter un mur au milieu de la grande pièce qui leur servait de demeure – une partie serait pour eux ; et l'autre, pour lui ? Ou bien de faire monter un mur, dans le sens de construire une chambre en terrasse, comme cela se faisait à l'époque (il y a deux mille ans), à laquelle on accède par une échelle ? Nous pouvons légitimement nous poser la question de l'intérêt d'un tel débat ? L'important était de savoir quelle était la meilleure manière d'honorer le maître : dans le deuxième cas, ça coûte plus cher, car il y a quatre murs et un toit à construire ; et selon la première formule seulement un mur, ce qui *a priori* revient moins cher, du moins financièrement. En fait, construire en haut coûte plus cher, mais cela dérange moins que dans le premier cas où on prend sur notre propre territoire, que l'on réduit pour faire de la place à l'autre !

C'est cela qui a le plus de valeur en amour : l'abnégation de soi. Prendre de soi pour donner à l'autre ; et ce, sans avoir le sentiment de se priver, car lui ou moi c'est supposé être la même chose ! Son plaisir, c'est mon plaisir.

26 Le syndrome du « prince charmant »

« Ne cherchez pas au loin ce que vous avez tout près. »

(Le Dernier Royaume, recueil de poésies du même auteur, édité sous forme de cartes postales.*)*

Nombreux d'entre nous ont été bercés avec les histoires de contes de fées où le prince sauve la princesse, où il est capable, par amour pour elle, de trancher les sept têtes du dragon cracheur de feu, de la libérer de tous les sortilèges, de se montrer d'une galanterie exemplaire, et, évidemment, le prince est beau, riche, gentil, galant à souhait, bref la perfection absolue. Leur histoire d'amour est tout aussi parfaite. Puis nous grandissons et nous rencontrons une réalité qui, sans être forcément mauvaise, peut apparaître fade, voire très fade, relativement à ces belles histoires !

Le danger des contes de fées qui idéalisent un peu trop les histoires d'amour et la vie en général a souvent été abordé par les psychanalystes. Mais, aujourd'hui, le fossé est si grand que cette question trouve toute sa place !

Au regard des histoires d'amitié, d'amour et même des relations filiales qui sont devenues si dissolubles (ça me fait penser à ces objets où il est précisé sur l'étiquette la qualification « biodégradable »), on peut, à juste titre, être méfiant quant à l'avenir de la relation du couple, de sa durée de vie et de son devenir.

Les technologies modernes ont rendu possible de vivre le virtuel sans forcément passer par le rêve. Au point que les mondes réel et virtuel se superposent, se mélangent sans distinction ; et on passe, progressivement, au fil du temps, de l'un à l'autre, sans s'en rendre compte. Les choses, les gens et les sentiments ont perdu de leur *consistance*, de leur substance. Tout est devenu labile et volatil.

Une personne peut vous aimer et, brutalement, sans crier gare, vous considérer comme un étranger au mieux, au pire comme un ennemi ! Adieu les amours qui duraient une vie, et même au-delà de la mort. L'amour éternel comme les étoiles ! Comme ces amitiés anciennes, de toujours, que certains s'enorgueillissent d'avoir encore.

Malgré tout, même si cet idéal constitue un rêve, il reste un absolu à atteindre, vers lequel tendre, sans obligation de l'atteindre. Et puis, et surtout, qu'est-ce qu'une vie sans rêve ?

C'est une vie sans espoir ; et, sans espoir, il ne peut y avoir de dynamique, donc pas de vie !

Le film *Et l'homme créa la femme* montre que disposer d'une femme « parfaite » (définition : soumise, souriante, douce, qui ne fait jamais la tête, qui ne pose pas de questions, toujours prête à faire l'amour lorsque son mari la désire, etc., une poupée Barbie, quoi !) n'est pas forcément intéressant, car sa douceur, étant programmée, n'a rien de spontané, donc perd toute son authenticité.

— Comme nous avons la possibilité de programmer notre ordinateur ou notre téléphone portable à dire « Bonjour, beau gosse ! » quand nous l'allumons, et « Au revoir, beau gosse ! » quand nous l'éteignons. —

Ce sont des femmes androïdes robotisées, avec une puce introduite dans leur cerveau qui conditionne leur attitude.

Pardonnez-moi l'image, mais ce serait une prostituée pour qui être gentille et douce fait partie de « ses services ». Elle ne l'est pas parce qu'elle apprécie son client, mais par « fonction ».

Bien sûr, ce sont des caricatures, des images extrêmes. La vérité devrait se trouver à mi-chemin. Peut-être que les femmes devraient être moins « à la recherche de l'homme perdu », du prince charmant avec son cheval blanc et son armure. Et les hommes devraient renoncer à leur fantasme de la femme soumise et douce avec laquelle, somme toute, ils risquent de s'ennuyer et de ne pas évoluer.

Justement, l'une des clefs du bonheur, ou plus précisément de la sérénité, est de comprendre que le monde est ce qu'il est, avec ses imperfections, et que l'on doit apprendre à composer avec. Notre obligation est de nous donner les moyens pour que tout aille le mieux possible dans le meilleur des mondes possibles.

J'ai reçu, un jour, une jeune ado de 11 ans, amenée par sa mère qui s'inquiétait de ce que sa fille passe son temps à dessiner des princesses. Elle craignait que cela ne soit un refuge ou un refus de la réalité. Lors de notre entretien, j'ai pu constater que ce n'était pas le cas : elle m'a tout simplement expliqué qu'elle n'aimait pas ce qu'on voyait à la télévision et qu'elle préférait les histoires de princesses. J'ai rassuré la mère en lui disant qu'elle était mal tombée en venant consulter un psy passionné justement par les belles histoires de princesses et les dessins animés de Walt Disney !

C'est certain que croire au prince charmant peut créer un différentiel avec la réalité, qui risque d'engendrer une frustration. En fait, le vrai souci n'est pas tant de croire au prince charmant, mais la définition de celui-ci. En effet : est-ce qu'être un prince signifie forcément être l'héritier d'un royaume ? Il existe des qualités (comme être honnête, sérieux, respectueux, attentionné, généreux...) bien plus précieuses qu'un royaume ou un palais ! De même, est-ce qu'une princesse c'est forcément une jeune fille mince élancée avec des cheveux longs comme Raiponce ? Peut-être qu'une fille gentille, douce et affectueuse, c'est bien plus important.
De toute manière, comme je le conclus dans un conte pour enfants : « Nous sommes tous princes ou princesses aux yeux de ceux qui nous aiment ! »

27 La frustration ou le renoncement

Le roi Salomon, dans son recueil de morale Michlé, déclare : « Le pauvre voit tous ses jours malheureux. Tandis que le bon cœur a toute sa vie en fête. »
Venant d'un homme célèbre pour sa sagesse, il paraît évident qu'il ne faut pas se contenter d'une vérité aussi triviale, mais rechercher le sens caché de sa pensée.
Rav Hanina l'explique ainsi : « Le pauvre qui a tous ses jours malheureux, c'est le mari qui souffre parce qu'il vit avec une femme acariâtre et mauvaise. Tandis que le bon cœur dont toute la vie est en fête, c'est l'homme dont la femme est douce et gentille. »
Yanai, un autre talmudiste, l'interprète différemment : « Le pauvre dont tous les jours sont malheureux, c'est un homme insatisfait qui se plaint tout le temps. Et le bon cœur qui a sa vie en fête, c'est simplement un homme qui se plaint rarement et renonce aisément aux conflits, et qui voit en toute chose et en toute personne le côté positif. »
En fait, ces deux lectures me semblent finalement superposables. À mon humble avis, « le pauvre, le mari dont la femme est méchante », c'est d'autant vrai qu'il la « voit » méchante, tant il est exigeant

et critique qu'il est toujours insatisfait. Tandis que « le bon cœur, le mari dont l'épouse est gentille », c'est parce qu'il est si bon qu'il ne voit que le bon côté positif de sa compagne. Il pense : « C'est une bonne mère ; malgré son travail, elle assume beaucoup de responsabilités. Elle fait ce qu'elle peut... » Cela rejoint un peu la version de l'enfer et du paradis[1] qui sont « matériellement » la même situation, mais qui peut être perçue et exploitée différemment.

Le renoncement, c'est savoir lâcher prise, ne pas être dans l'excès de rigueur ; mais, au contraire, montrer de l'indulgence. Si nous réagissons systématiquement de manière frontale, que nous sommes dans le bras de fer, en rapport de force avec les gens ou avec la vie, les choses sont difficiles et contrariées. À l'inverse, si nous réagissons avec douceur, si nous guidons sans pousser, si nous accompagnons sans oppresser, alors la vie est plus simple et plus sereine.

Ely, un cousin de mon père, est un sage pour qui le renoncement est un art de vivre ; et il me l'a enseigné. Malgré tout, l'expérience qui m'a le plus marqué et qui a implanté cette philosophie en moi, c'est une histoire vraie que j'ai vécue pendant mes études de médecine. Lors d'un stage dans un service de chirurgie orthopédique, il y avait un patient qui était déjà hospitalisé lorsque nous sommes arrivés, mais qui était encore là lorsque nous avons quitté le service. Ce qui signifie, au total, une durée d'au moins cinq mois ! On lui a demandé ce qu'il s'était passé pour qu'il en arrive là. Il nous a raconté qu'il était passionné de bricolage au point d'aménager un atelier dans son garage. Un jour, alors qu'il avait besoin d'une pince, il a ouvert le tiroir, mais, en tirant trop fort, celui-ci s'est déboité.

1. Voir l'histoire de l'enfer et du paradis, p. 81.

Au lieu de laisser tout tomber, il a préféré résister en serrant le poignet pour ne pas avoir à ramasser le contenu et devoir tout ranger de nouveau. Sous l'effet du poids du tiroir, son avant-bras s'est tordu, provoquant une double fracture. Il a été opéré, et on lui a posé un clou-plaque pour consolider l'os. Et les premières complications ont commencé : infection du muscle qui a nécessité une réintervention ; puis greffe de muscle et de peau, mais qui a été rejetée… On ignore la suite puisque, lorsque nous avons quitté le service, il y était encore ! Tout cela pour ne pas perdre une demi-heure à ramasser les clous, pinces, écrous, etc., et les ranger dans leur compartiment comme ils l'étaient auparavant dans le tiroir. Vous le trouvez ridicule ? Sachez que cela nous est déjà arrivé de nous entêter et ne pas vouloir lâcher prise. Or, il faut savoir être parfois indulgent plutôt que s'entêter dans le conflit et vouloir absolument avoir raison ! Cela risque de vous coûter bien plus cher !

Être rigide, c'est consommer beaucoup d'énergie et glisser vers un rapport de force qui fera que vous serez souvent insatisfait et dans le conflit.

Selon le sociologue Jean Kellerhals, qui a mené une étude sur mille cinq cents couples, ce qui fait durer l'amour, c'est la relation de type « compagnons » dans laquelle on retrouve trois critères : la souplesse (adaptation des normes conjugales aux exigences de l'environnement) ; l'ouverture (capacité à se laisser influencer par l'extérieur) ; et l'importance accordée à la communauté (priorité donnée au couple ou à la famille, et non au « je »).

Toute la communication de la marque The Kooples est justement de montrer qu'il peut il y avoir de l'harmonie malgré nos différences, et de promouvoir la complicité, la solidarité qui fait la pérennité

du couple. Il suffit d'avoir un point commun fort, comme le style, pour éclipser ce qui peut nous opposer.
Il nous appartient de transcender les différences et d'annuler le conflit à sa racine.

Les couples qui se disent satisfaits de leur relation mettent en avant la joie d'être avec l'autre, le respect et l'aptitude à gérer et à affronter ensemble les problèmes et les difficultés, en luttant contre la rigidité des codes conjugaux. Les couples qui insistent trop sur l'autonomie individuelle ne fonctionnent pas bien. Il faut, au contraire, partager et avoir le sentiment d'un destin commun, d'un langage commun. Ainsi, l'important est de savoir lâcher du lest, éviter d'être intransigeant et faire preuve de renoncement pour être « avec » et non « à côté » !

Le monde est plein de laideur et de beauté. On voit la laideur quand on veut voir la laideur. On voit la beauté lorsqu'on veut voir la beauté. Il en est de même pour la guerre et la paix. Il y en a qui sont prédisposés au conflit, sur la défensive, en posture d'attaque, guettant des prétextes pour agresser. On peut toujours trouver des raisons de faire la guerre. Mais on peut trouver autant, sinon plus, de raisons pour faire la paix.

On trouve ce qu'on cherche.

Alors, cherchez la paix, et vous la trouverez.

Conclusion

Cet ouvrage vient naturellement compléter la trilogie commencée par les deux premiers titres déjà parus *Savoir (s')aimer* et *Prendre l'enfant par la main*. Fonder un couple demande, au préalable, un minimum de maturité, mais aussi d'apprendre à aimer sainement son partenaire et ses enfants.

Le désir profond de beaucoup d'hommes est de devenir un bon mari et un bon père. Cependant, l'homme considère que c'est à sa compagne qu'il appartient de l'accompagner et de l'encourager. Mais, au moindre effort, il voudrait des applaudissements. Si sa femme échoue dans cette entreprise, elle sera le miroir négatif de son échec, et il la méprisera. Si elle réussit, il l'aimera d'autant plus de l'avoir aidé à se réaliser, à fonder une tribu et à avoir fait de lui un bon mari, un bon père et un bon grand-père.

La réussite, la vraie, est de devenir soi-même. De même, le réel bonheur est de se sentir « vrai » et de ne pas jouer une comédie qui n'est pas la sienne. L'expérience du couple construit l'homme de manière intrinsèque et dans sa relation à l'autre. C'est le creuset idéal pour travailler l'altérité.

Plus qu'être aimé, sentir que je suis capable d'aimer, de me conduire dignement, tel est le véritable épanouissement.

Fonder une famille et construire un foyer chaleureux y participent. Heureux celles et ceux qui y parviennent.

Selon le professeur Willy Pasini : « Le couple sert à rendre meilleurs les individus qui le composent. À les rendre plus heureux aussi. »

Le chemin est long et parsemé d'embûches, surtout les premières années.

Vous allez tomber, vous relever, retomber et vous relever… L'important est de réagir et de se donner les moyens, et non de s'enliser dans la monotonie, la routine et la passivité. La vie vous appartient. Il faut la vivre et non la subir.

Pensez à renouveler votre amour en vous « re-choisissant » pour de nouvelles raisons que celles pour lesquelles vous avez signé au début. Je n'adhère pas aux thèses de « l'amour qui dure trois ans », ou à la thèse des phéromones, qui expliquerait le « coup de foudre » et la compatibilité entre deux personnes. *L'amour peut durer toute une vie*, et l'alchimie n'est pas liée à des hormones, mais aux personnalités, aux comportements de l'un et de l'autre et à l'implication dans ce projet.
Au risque de passer pour un naïf, je recommande la gentillesse. Lorsqu'on impulse de l'amour dans nos actes et nos paroles, ils « passent » et sont acceptés. Sinon, ils sont rejetés ou inefficaces comme un corps sans âme.

Un rapport équilibré est une relation horizontale, et non verticale où l'un serait subordonné à l'autre.

De la patience, de l'imagination, de la douceur, de la compassion, de la persévérance, et surtout beaucoup d'amour et de bonté, c'est cela qui constitue le ligand du couple.

— Au lycée, on nous a expliqué que les protons constituant le noyau de l'atome devraient normalement se repousser puisqu'ils sont de même charge électrique (positive). Ce qui les en empêche et les maintient ensemble dans une entité compacte, c'est justement le ligand ! —

Dans le couple, c'est la même chose : l'homme et la femme sont si différents qu'ils ne peuvent que se repousser. Sauf si on crée ce ligand qui transcende les oppositions.

Les trois clefs fondamentales de la réussite du couple sont :

- **faire preuve de maturité en sachant parfois renoncer et se retenir en se maîtrisant lorsque cela est nécessaire ;**
- **« C'est moi pour lui, et lui pour moi », et non « C'est lui pour moi, moi pour lui ». Ce qui signifie ne pas attendre que l'autre fasse des efforts, mais au contraire prendre les devants pour sauver son couple et sa famille de manière indépendante du partenaire. Ne pas agir « en fonction de », être dans l'action et non dans la réaction, c'est cela être adulte. Jeune, je m'étais fâché avec une amie à qui j'ai envoyé un album de Ray Charles accompagné d'un mot : « Ray Charles est aveugle et chante sans faire attention, si en face le public sourit ou non à son show. Ainsi, je reviens vers toi en vue de me réconcilier, espérant que toi aussi tu sois dans la même démarche de rapprochement. Mais, dans tous les cas, je fais ce que j'ai à faire. » Le piège se referme lorsque chacun reste sur sa position, refusant la remise en question, attendant que l'autre fasse, le premier, la démarche de se rapprocher. C'est de la bêtise, de l'orgueil mal placé. L'ego pourrit les relations familiales et celles du couple, et cause la rupture, dans une majorité de cas. Au contraire, la sagesse consiste à rechercher la réconciliation en comprenant que l'autre c'est moi ;**

- **faire preuve de compréhension, de compassion, avoir de l'empathie, empêcher que quiconque fasse de la peine à votre partenaire, à commencer par vous-même ! Comment voudriez-vous que cela marche entre vous, si vous la rejetez ? Pourquoi serait-elle sympathique avec vous, lorsque vous êtes méprisant avec elle et la critiquez sans cesse ?**

  Souvenez-vous de la jeunesse de votre amour, de vos débuts et des raisons pour lesquelles vous l'avez épousée, et tout ce que vous avez fait pour la séduire.

  Et vous, souvenez-vous combien vous avez désiré cet homme. Une relation de couple, c'est un combat de tous les jours. Il faut se battre… pour ne pas se battre !

  Cela tient parfois à de petits détails. Une note de piano change la tristesse en joie.

À un couple qui me consultait, j'ai fait remarquer : « Il n'y a pas assez de "nous" dans votre discours, vous n'avez pas de projet commun. » Privilégier le « nous » plutôt que le « je », c'est ressentir sa peine comme si c'était la vôtre, et sa joie comme si c'était votre joie.

Au foot – à l'Euro 2016 –, on a pu le constater : une équipe gagne lorsque les joueurs sont solidaires, et non solitaires. C'est l'équipe qui gagne, pas le joueur !

L'autre, c'est vous. Avancez ensemble, avec et non à côté.

À Robert P., un ami qui me demandait quelle est, à mes yeux, la quintessence de l'amour, j'ai répondu : « Celui de la mère qui se lève au milieu des froides nuits d'hiver et fait le tour des enfants pour vérifier si l'un d'eux s'est découvert ou est tombé du lit. Lorsque c'est le cas, elle recouvre l'enfant ou le remet dans son lit, et dépose un baiser sur son front sans qu'il n'en sache jamais rien. » Aimer,

c'est vouloir le bien de l'autre, rien d'autre, sans attente de retour.

Je finirai en citant Nathan, un gosse de 7 ans que j'ai reçu pendant le divorce de ses parents, qui se passait de manière dramatique. « Quand je serai grand, je me marierai. Mais moi, je ne veux pas divorcer comme mes parents. Je ne crierai pas sur ma femme, je ne la frapperai pas et je la laisserai parler. Et si on se fâche, je lui demanderai de discuter jusqu'à ce qu'on trouve une solution ! »

Bon courage, et bonne route dans ce chemin que je vous souhaite long et serein, jalonné de bonheur !

Remerciements

Merci à celles et ceux qui me soutiennent de manière constante.

Merci aux éditions Guy Trédaniel pour leur confiance et pour leur accueil chaleureux et professionnel. Merci à toute l'équipe, notamment Guillaume, Sophie, Suzon, Séverine, Cassandre et Walter pour leur patience et leur art.

Merci à la marque The Kooples.

Merci à Rav Chlomo Senior d'avoir vérifié la dimension éthique du livre. C'est un homme dont les qualités morales sont telles qu'il m'a semblé approprié pour cette mission.

Merci à toutes les personnes qui ont critiqué le manuscrit et ainsi participé à sa construction, Marlène Lebrati, Dr Erik Zerath, Jonathan Bouhassira, Kathya Humbert, Jonathan Azuelos, Corinne Bitton, Ely Perez, Nicolas et Nathalie, Maître Bertrand Burman, le très pertinent Stéphane Boukris (EXCELSIOR), Janna Moatti, Emmanuelle Gaultier, Sophia-Elizabeth Hedjeres, Yaël, Diane Pomirski, Caroline Berdugo, Garry Abiteboul, Jacob et Caroline, Michelle Bohbot (créatrice de Bisou Bisou)…

Merci aux auteurs de citations et de slogans publicitaires, ainsi qu'à celles et ceux qui m'ont inspiré, notamment

Sophie Lellouche (réalisatrice de *Paris-Manhattan*), Dr Gérard Sellem, Maryse Vaillant, François de Closets, de nombreux magazines…

Merci à mes lectrices, à mes lecteurs et à toutes les personnes qui encouragent la diffusion des messages positifs de mes ouvrages.

À vous et aux êtres qui vous sont chers, je souhaite une vie longue, heureuse et sereine, la force de la compréhension et la sagesse de la réconciliation.

Jacob

Achevé d'imprimer en septembre 2021
sur les presses de la Nouvelle Imprimerie Laballery
58500 Clamecy
Dépôt légal : septembre 2021
Numéro d'impression : 109068

Imprimé en France

La Nouvelle Imprimerie Laballery est titulaire de la marque Imprim'Vert®